【一目了然学中医丛书】

续99味常用中药入门

林政宏博士　编著

广东省出版集团
广东科技出版社
·广 州·

图书在版编目（CIP）数据

续99味常用中药入门/林政宏编著.—广州：广东科技出版社，2007.11（2019.6重印）
（一目了然学中医丛书）
ISBN 978-7-5359-4342-2

Ⅰ.续… Ⅱ.林… Ⅲ.中药学—基本知识 Ⅳ.R28

中国版本图书馆CIP数据核字（2007）第101675号

广东省版权局著作权合同登记
图字：19-2007-025号

责任编辑:杨柳青　李鹏　黄铸
封面设计:李康道
责任校对:陈静
责任印制:林记松
出版发行:广东科技出版社
　　　　　（广州市环市东路水荫路11号　邮码:510075）
E-mail:gdkjzbb@21cn.com
http://www.gdstp.com.cn
经　　销:广东新华发行集团股份有限公司
印　　刷:佛山市浩文彩色印刷有限公司
　　　　　（南海区狮山科技工业园A区　邮码:528225）
规　　格:889mm×1230mm　1/32　印张7.75　字数160千
版　　次:2007年11月第1版
　　　　　2019年6月第2次印刷
定　　价:35.00元

如发现因印装质量问题影响阅读，请与承印厂联系调换。

作者序

中医理论源自于阴阳与五行学说，不论是在诊断或施治时，总离不开五行"相生相克"的原则。临床用药时，由于病证的复杂与多变，古人在配伍制方时，很少单用一二味药，通常必须根据"相生相克"的原则来配药。除了要考虑药性的主治功效以外，还必须考虑四气五味与升降浮沉的变化，才能将多种不同的药物相互配伍。

中药配伍的主要目的，不仅在于提高疗效，同时也能减少药物的副作用。其中的巧妙，就好比一位专精的画家，虽然仅用少数几种基本的颜色，就能调画出千变万化、栩栩如生的作品；反之，对于一般人而言，即使用上数十种颜色来作画，其作品依然会显得稚嫩而呆滞。这其中的差别，主要在于对调配色彩的掌握能力，中药的配伍，也是如此。换言之，如果能充分掌握药性，即使是少数几种药物，也能通过不同的配伍组合，来治疗各种不同的病证。

这点可以从古代名医，如张仲景、陈士铎等用药经验中得到证实。二人所用的药物极为平凡，健脾药不外是茯苓、白术等；化痰药不外是半夏、桔梗等；清热药不外是丹皮、栀子等，用药的种类不多，也不标新立异，却能辨证施治，在剂量大小与用药比例上随证调整，对症下药，因此能治疗各样的疑难杂证，此点与某些喜用稀少奇特之药的医生有所不同。

那么，应当如何掌握中药的药性呢？

依照主治功效来分类，中药可以分为解表、清热、活血、化痰、理气、补益类等约18类，如果从每种类别中选出6～10种常用药，合计约有108～180种，平均数为144种。也就是说，在临床用药时，至少要掌握144种药物，才能称得上得心应手。

临床上，一些医生特别喜欢使用稀少奇特的药物，有些固然是有其独到之处，亦无可厚非；然而也有些是故弄玄虚，用来夸示其医术之高深莫测；甚至有人利用一般民众不懂药性，就夸大某些药物的功效，将天山雪莲、冬虫夏草、灵芝、牛樟芝等吹嘘为灵丹妙药，以讹传讹，导致许多体质不适用者，在服用后出现种种异状却仍不自知。

岂不知，任何的中药，不是偏寒，就是偏热，即便是虽为平性的灵芝，也仍偏于燥，甘草因味甘，过服亦容易阻遏脾气。这就是说，任何的中药都有其副作用，如果不经由配伍以减缓其副作用，久服或多服单味药物，最终都会出现问题。

为了进一步阐述中药配伍后的变化，本书以最为常见的四物汤为例，详细说明熟地，当归、白芍、川芎的组成，可以随着其配伍比例的不同，导致整体药性偏于辛燥（当归、川芎过量），或偏于滋腻（熟地、白芍过量），如果平素体质比较燥热者服用偏于辛燥的四物汤，就容易出现口干舌燥、温不受补等症状；同样地，如果服用偏于滋腻的四物汤，对于脾胃运化较弱、水湿停滞者，也会出现食欲不振等副作用。又如，以血府逐淤汤为例，如果能根据患者所出现的症状，适当地调整活血药与行气药的比例，就能治疗血淤或气滞相对偏重的证候。

本书继《99味常用中药入门》一书之后，再增补99味常用中药，特别加强其四气五味与升降浮沉的解说，读者如果能细心体会这其中的奥妙，更广泛地掌握各类中药的药性，在面对疑难杂证时，自然更能灵活地运用。

林政宏　博士

目　录

第一章 药性说明

一、中药四气五味之运用

前书曾介绍过中药的四气五味，四气是指药物本身"寒、凉、温、热"的属性，而五味则是指药物可以分为"酸、苦、甘、辛、咸"的五种味道。

前书曾说明，人们如果不明白中药的四气五味，大量或长期服用，就会使得体内的气、血、阴、阳过于偏胜，症状通常表现为：

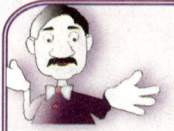

寒凉太过，则容易损伤阳气；
温热太过，则容易损伤阴液；
酸味太过，则容易收敛痰湿邪气；
甘味太过，则容易滋腻助湿而妨碍
消化；
苦味太过，则容易伤津败胃；
辛味太过，则容易耗气伤阴；
咸味太过，则容易伤血动血；
酸味太过，则容易渗湿利水而伤津。

中药四气五味的特性，读者虽然可以由前书得到初步的认识，但在临床运用时，由于方剂的组合必需配伍多种性味迥异的药物，这些药物之间的性味会在配伍后互相加成或抵消，如果不明白这当中的道理，胡乱配伍用药，必然会严重影响其用药的疗效。因此，本书将深入说明四气五味的实际运用。

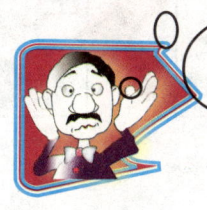

如果不明白这当中的道理，胡乱配伍用药，必然会严重影响其用药的疗效。

以四物汤为例，组成为：熟地12克，白芍9克，当归12克，川芎6克。

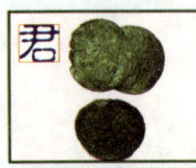

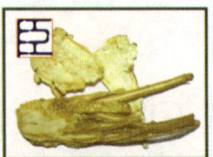

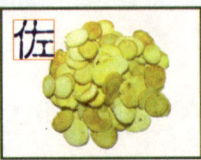

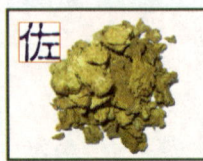

君	臣	佐	佐
12克熟地：甘、微温；入肝、肾经。	12克当归：甘、辛、温；入心、肝、脾经。	9克白芍：苦、酸、微寒；入肝、脾经。	6克川芎：辛、温；入肝、胆、心包经。

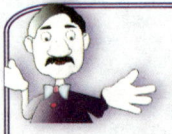
　　　此方以12克熟地为君药，12克当归为臣药。熟地（甘），当归（甘、辛）都具有甘味，二者配伍后药性偏辛、以甘味较重；熟地（微温），当归（温），二者配伍后药性偏温；熟地（入肝、肾经），当归（入心、肝、脾经），二者配伍后应当入于心、肝、脾、肾经，偏入于肝经。

　　　以上是纯粹以等量的熟地与当归相互配伍后，药性所出现的变化。如果此时加重当归的用量（24克当归），则药性将偏重于辛味，且偏入于心、肝、脾经（中焦）而补血，至于熟地滋肾阴（下焦）的功效将相对地减弱。

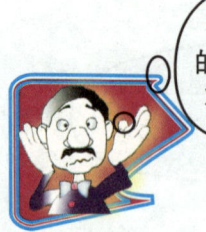
如果加重当归的用量至24克，将会如何？

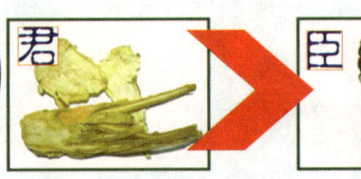

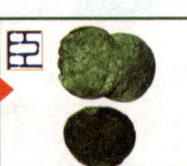

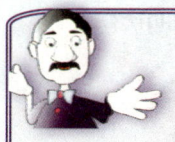

如果以此方（24克当归与12克熟地）来治疗血虚兼有肾阴亏虚的病患，请问会出现什么后果？

辛味太过，则容易耗气伤阴。

患血虚兼有肾阴亏虚症，日久不愈，则容易导致虚火的形成，此时原本应当重用熟地（大补肾阴）为主，如今却反而重用当归（大补血液），当归的辛味太过，必然容易耗气伤阴，即使仍有少量熟地的滋润，对于肾阴亏虚且虚火严重者，仍然有伤阴动火之虞，这是因不明药性的缘故！

读至此，可能已经有些人已经出现头昏目眩的症状，然而中药配伍的复杂性，还不仅如此，如果在12克熟地与12克当归的基础上，又加上9克白芍与6克川芎，又会如何？

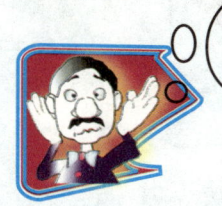

为何古人制方，是以9克白芍，6克川芎为佐药，而不以6克白芍，9克川芎为佐药呢？

酸味太过，则容易收敛痰湿邪气；苦味太过，则容易伤津败胃。

这是因为四物汤中，熟地、当归、川芎皆具温性，惟独以白芍具有苦酸微寒之性。辛能发散（属肺金），苦能下气（属心火），由于火能克金，故白芍的苦味能克制当归与川芎的辛味，且白芍味酸则能收敛阴液，可以用来克制当归、川芎过于辛温而伤阴，故古人取9克白芍来作为佐药，剂量正好介于熟地当归与川芎之间。

白芍的苦味能克制
当归与川芎的辛味。

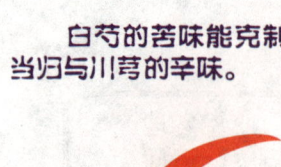

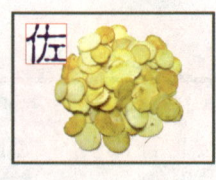

白芍味酸则能收敛
阴液，以防当归、川芎
过于辛温而伤阴。

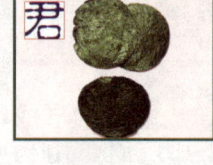

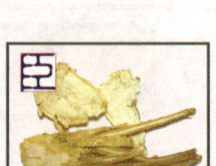

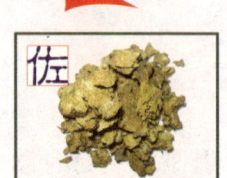

之所以仅用6克川芎为佐药，是因川芎十分燥烈，辛味更胜于当归，如果四物汤中误将川芎的用量大于当归，必然更容易伤阴动火；即使误将川芎的用量大于白芍，也会导致四物汤的药性功效因此而完全改变。

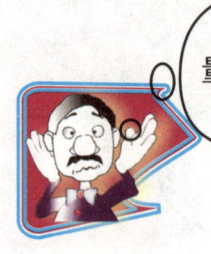

如果川芎的用量大于白芍时，将会如何？

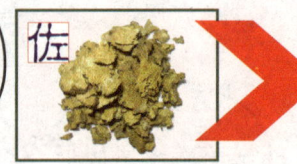

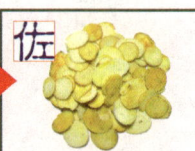

当川芎的用量大于白芍时，由于四物汤因缺少白芍苦酸的克制，将会更为辛温，也就是说，此种配伍的四物汤更容易导致口干舌燥，这也就是为何许多患者抱怨，服了四物汤而容易上火的原因。

总之，如果不能根据患者的体质来适当地调整配方，即使以四物汤这么常见的方剂，也会吃出问题。因此，温不受补，并非四物汤之咎，而是不善用药者之咎也。

因篇幅所限，以上只能从四物汤的性味来讨论，至于方剂整体的升降浮沉，将于下一篇"血府逐淤汤"中探讨，希望能对读者有所启发。

二、中药"升、降、浮、沉"之运用

中药的配伍组成，除了四气五味会影响整体方剂的疗效以外，中药的"升、降、浮、沉"的特性，也会对药效产生显著的影响。中药"升、降、浮、沉"的特性如下：

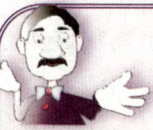

升：指药物具有提升的功能，如桔梗、升麻，可以将药力或人体气血提升至上焦，可以治疗病势下陷的病证。

降：是指药物具有降逆的功能，如牛膝、独活，可以将药力或人体气血降逆至中、下焦，可以治疗气火上逆的病证；

浮：比"升"的功效更轻浮，如薄荷、苏叶，可以将药力或人体气血提升至头面以及体表，可以治疗在上、在表的病证；

沉：比"降"的功效更沉降，如槟榔、补骨脂，可以将药力或人体气血沉降至下焦，可以治疗在下、在里的病证。

浮：如薄荷、苏叶，可以将药力或人体气血提升至头面以及体表。

降：如牛膝、独活，可以将药力或人体气血降逆至中、下焦。

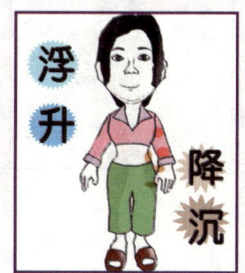

升：如桔梗、升麻，可以将药力或人体气血提升至上焦。

沉：如槟榔、补骨脂，可以将药力或人体气血沉降至下焦。

临床用药时，如果不明白中药的"升、降、浮、沉"，妄意配伍，升降毫无规律，将会导致整体药性杂乱无章，好比是多头马车，最终就是徒劳无功。

比如，治疗属于肾阴虚证的患者，原本应当将滋肾阴药引入于肾（下焦），如果配伍过多的升提药，导致整体药性杂乱而上逆，必然会影响疗效。又如，治疗外感风寒所致的咳嗽，原本应当将宣发肺气的解表药与止咳平喘药共同提升至肺（上焦），上下疏解邪气，则咳嗽自能痊愈，如果配伍过多的降逆药，导致整体药性杂乱而逆下，则咳嗽不仅不能痊愈，反会引邪更为深入。

以血府逐瘀汤为例，组成为"当归9克、川芎6克、赤芍6克、桃仁12克、红花9克、牛膝9克、生地9克、柴胡3克、桔梗5克、枳壳6克、甘草3克。"

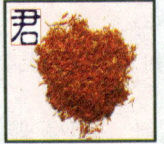

入心、肝经。

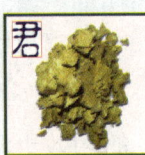

入肝、胆、心包经。

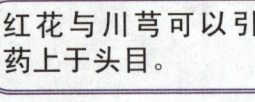

红花与川芎可以引药上于头目。

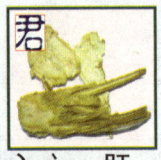

入心、肝、脾经。

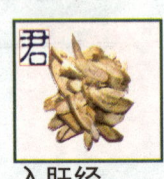

入肝经。

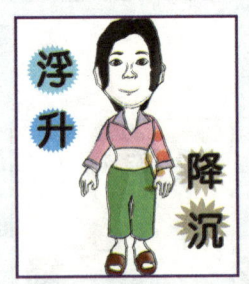

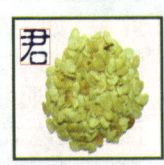

入心、肝、大肠经。

桃仁入于大肠、牛膝入于下焦肾。

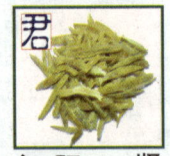

入肝、肾经。

此方以"当归9克、川芎6克、赤芍6克、桃仁12克、红花9克、牛膝9克"为君药，"生地9克"为臣药，"柴胡3克、桔梗5克、枳壳6克"为佐药，"甘草3克"为使药。

血府逐瘀汤是治疗瘀血内阻的常用药，"当归、川芎、赤芍、桃仁、红花、牛膝"6味皆为活血药，因此用为君药。可以发现，当中除了桃仁入于大肠、牛膝入于下焦肾，红花与川芎可以引药上于头目以外，其于诸药大多入于中焦心、肝等部位。

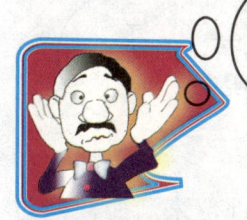

具有活血功效的药物不下数十种，古人制此方，为何专选用入于中焦心、肝部位的药物？

这是因为五脏之中，心主血，而肝主藏血，也就是说，与瘀血内阻关系最为密切的，就属心、肝两脏。如果心肝的功能健全，则瘀血自能通畅，因此血府逐瘀汤中，多选用入于心、肝部位的药物。然而，如果血府逐瘀汤只能作用入于中焦心、肝部位，对于上焦与下焦的瘀血，则药力将有所不及，因此，古人又选用入于下焦的桃仁、牛膝，以及轻升的红花、上行于头目血海的川芎，因而组成一副可以统治上、中、下焦的活血方剂。

血府逐瘀汤为何选用生地，而不用知母？

然而，由于过用活血药，容易导致动血而伤阴，因此血府逐瘀汤的组成，还不仅单用活血药。古人发现，如果瘀血内阻，日久不愈，则容易阻遏气血的运行而形成内热，至于形成内热的脏腑，又与肝、肾经的关系比较密切，为了兼顾滋阴与清热，故选用入于肝、肾经的生地。这是因为，生地不仅可以滋阴养血，同时又能清热，这就是为何选用生地，而不用知母的缘故。

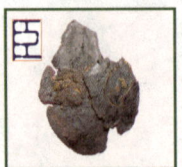

入心、肝、肾经。

生地不仅可以滋阴养血，同时又能清热。

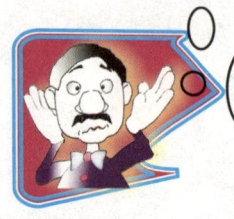

至此，血府逐瘀汤的组成，既然已经包含了活血药与滋阴清热药，为何还要配伍柴胡、桔梗与枳壳呢？

这是因为，大队的活血药虽然可以入心、肝部位来活血，但对于血瘀内阻者，通常也会导致气滞的形成。气可以行血，人体气机又来自于脾胃的运化，因此，古人又配伍入于脾、胃经的柴胡与枳壳，以及能引气上行的桔梗，也就是说，在活血的同时，还兼有行气的作用，活血与行气同时进行，自能提高疗效。

柴胡，枳壳，桔梗，能引脾胃之气上行。

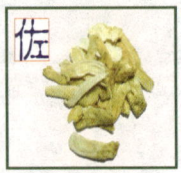

入肺经。

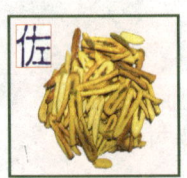

入脾、胃经。

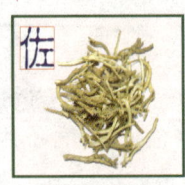

入脾、胃经。

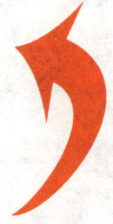

当然，血府逐瘀汤是针对血瘀比较严重而气滞较轻者所设，如果患者气滞比较严重，或是元气亏虚比较严重时，自然就要调整活血药与行气药的比例，或是加入黄芪、白术，人参等补气之品，至于剂量的大小与比例，限于篇幅的因素，就不能再多谈矣。

总之，中药的"升、降、浮、沉"，必须根据患者的证状，以及药物本身主治功能的特性，适时地调整，或入于肺、或入于肝、或入于肾，或外散于肌表，都有所讲究，如果特别偏胜于某些脏腑的作用，必定会牵制另一方的药力；"君、臣、佐、使"之间的消长，也会受到"升、降、浮、沉"的影响，如果忽略这些细微之处，怎么能称为善于用药呢！

三、中药特性综合说明

 # 1.解表药

解表药可以分为温性与凉性两种，也就是辛温解表药与辛凉解表药。

如果单纯以四性与五味来分析，解表药之所以能解表，是因其具有发汗的功能，而之所以能发汗，则是因其具有辛味的特点。

除此以外，解表药通常比较轻升，譬如薄荷、麻黄、桑叶、白芷，药性轻升则偏入于上焦与肺脏，肺主皮毛，当外邪侵袭人体时，容易阻遏肌表的卫气，而解表药则能通过其辛味与轻升的特点，用来发汗解表而祛邪。

当然，以上的通论也有例外，譬如麻黄与淡豆豉的性味轻升而无味，虽然不具辛味，却依然能发汗解表，这是麻黄与淡豆豉本身的药理作用使然，故不能完全根据四性与五味来推论。

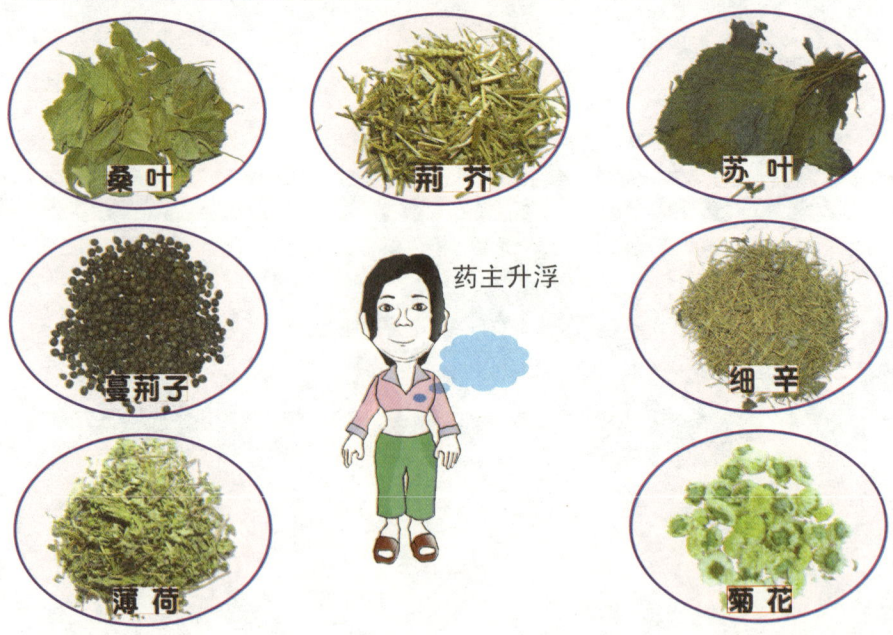

桑叶　荆芥　苏叶　蔓荆子　药主升浮　细辛　薄荷　菊花

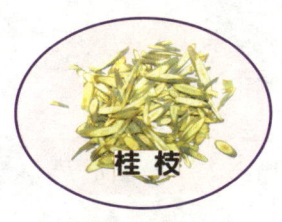
桂 枝

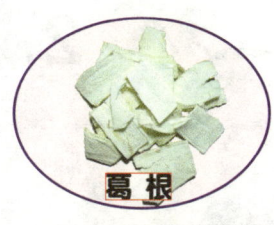
葛 根

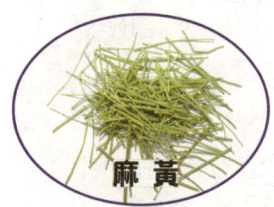
麻 黄

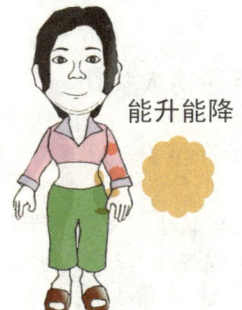
能升能降

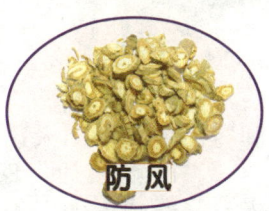
防 风

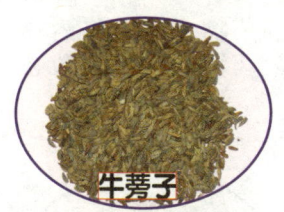
牛蒡子

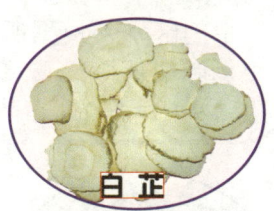
白 芷

根据药用部位的不同，解表药可以分为叶类、全草类、种子类、茎类、根类。

叶类（偏于升浮）：桑叶、紫苏。

全草类（偏于升浮）：荆芥、细辛。

种子类（偏于升浮）：淡豆豉、蔓荆子。

种子类药物因质地较重，药性大多偏于沉降，至于淡豆豉与蔓荆子则因质地较轻，故药性偏于升浮。

茎类（能升能降）：白芷。

茎类解表药，相较叶类或全草类而言，质地比较重，因此，可以因其所配伍的药物，入于上、中焦。

11

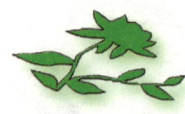

2.清热药

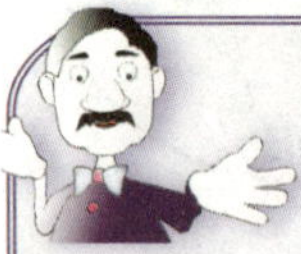

临床用药时，清热药可以分为清热泻火、滋阴清热、清虚热三类。

所谓"清热泻火药"，是指性味苦燥寒的药物，在清热过程中容易损伤人体阴液，如大青叶、紫花地丁、黄柏。

"滋阴清热药"是指在清热过程中兼能滋养阴液，但容易滞碍脾胃而敛邪，如天花粉、玄参。

"清虚热药"的性味偏于渗淡，能清泻阴液亏虚所引起的虚火，与清热泻火用来清泻实火的功效有所不同，如地骨皮。

由以上可知，每种清热药都具有不同的特点，必须充分了解这当中的区别，根据所要治疗的部位，配伍适当的药物，才能将清热药正确地作用在上焦、中焦，或是下焦。否则，药性杂乱，收效必然不大。

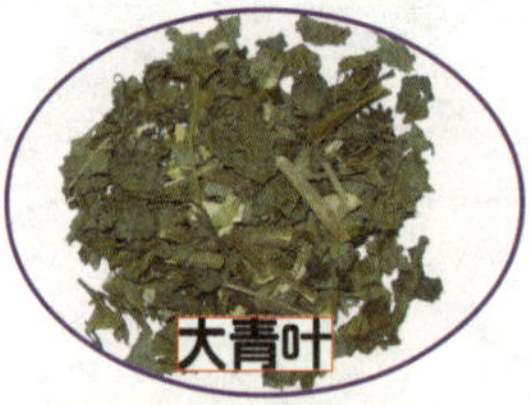

大青叶

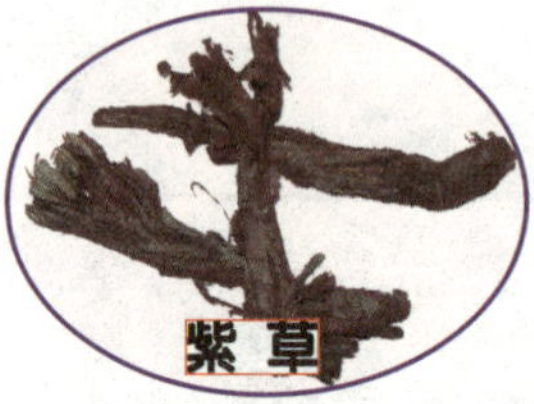

紫 草

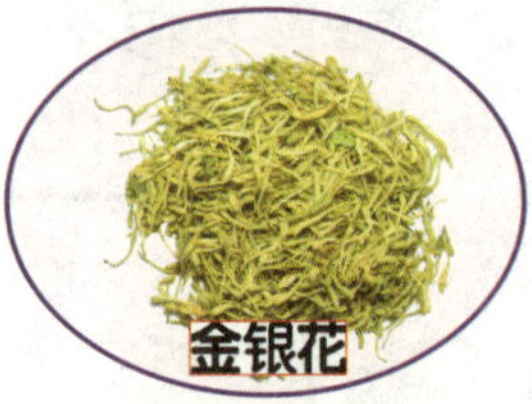

金银花

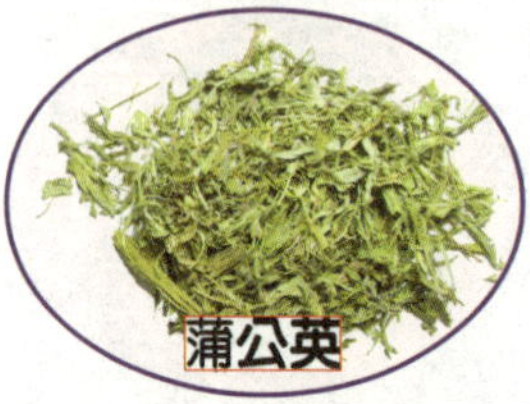

蒲公英

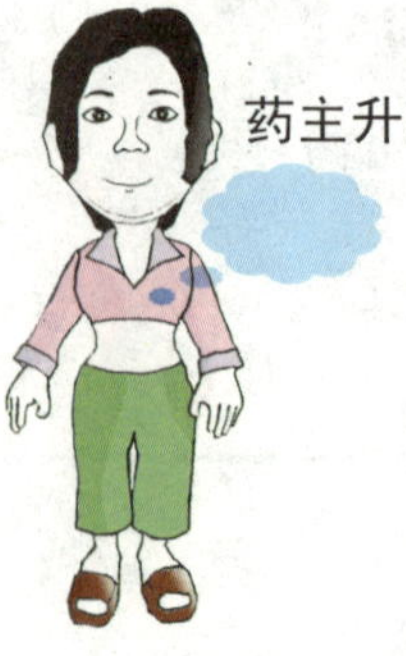

药主升浮

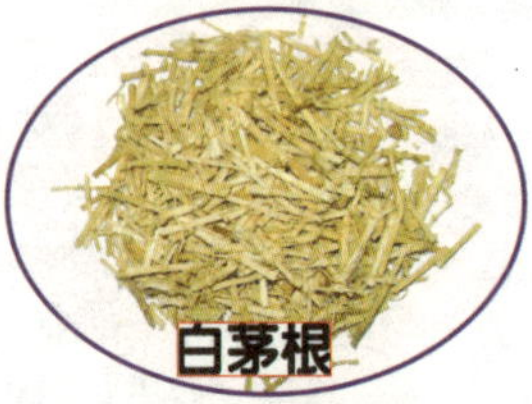

白茅根

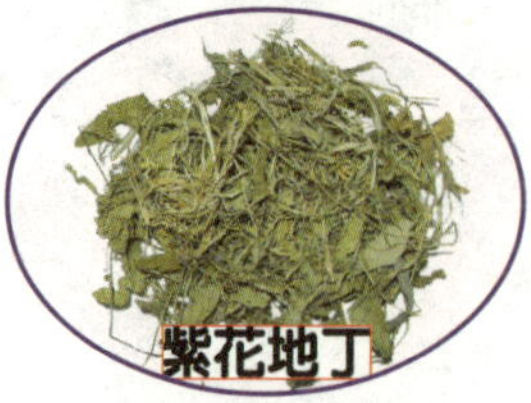

紫花地丁

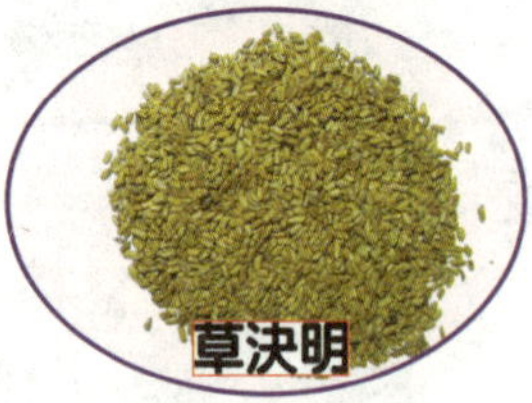

草决明

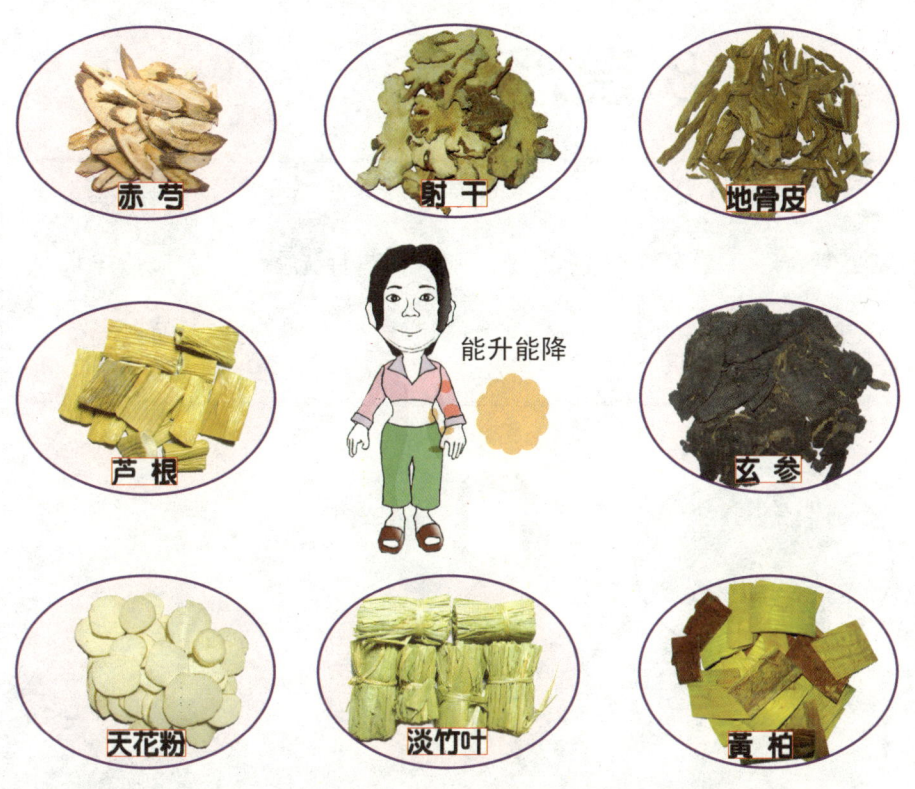

能升能降

赤芍　　　射干　　　地骨皮

芦根　　　玄参

天花粉　　淡竹叶　　黄柏

　　　根据药用部位的不同，清热药可以分为花蕾类、叶类、全草类、种子类、树皮、根类。
　　　花蕾类（偏于升浮）：金银花。
　　　叶类（偏于升浮）：大青叶、淡竹叶。
　　花蕾类与叶类药物因质地比较轻，药性偏于升浮，通常作用于上焦。
　　　全草类（偏于升浮）：紫花地丁、紫草、蒲公英。
　　　全草类药物的药性通常作用于中、下焦，药性比较滑利，能导邪热由小便而出。
　　　种子类（偏于沉降）：决明子。
　　　树皮、根类（能升能降）：天花粉、白茅根、赤芍、玄参、黄柏、地骨皮、射干。
　　　种子类、树皮、根类药物因质地较重，因此，通常入于中、下焦。

13

3.温理药

温里药，大多具有辛味，味辛能散，故能温散寒邪，主要作用于中、下焦。

应当注意的是，附子淡而无味，性味"守而不走"，也就是说，附子能温里祛寒，因其淡而无味，故不具有疏散通利的功效；不像肉桂气味辛烈，性味"走而不守"，具有疏散通利、能上能下的功效。

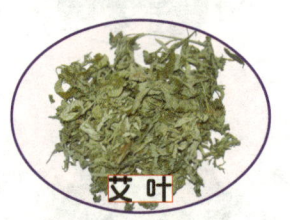

艾 叶

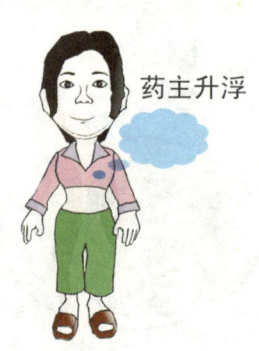

药主升浮

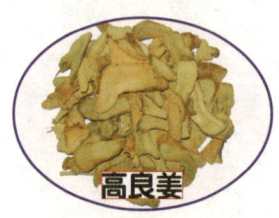

高良姜

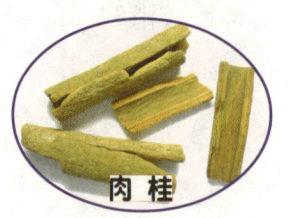

肉桂

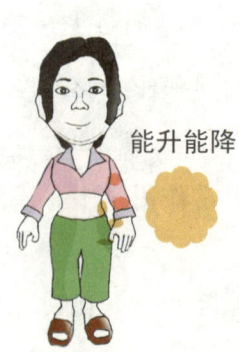

能升能降

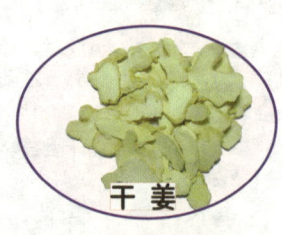

干 姜

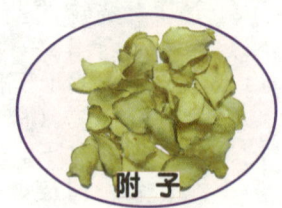

附 子

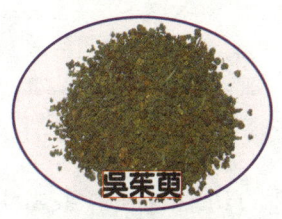

吴茱萸

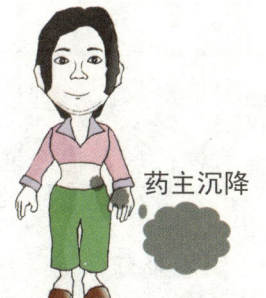

药主沉降

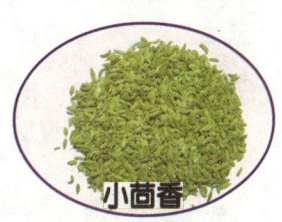

小茴香

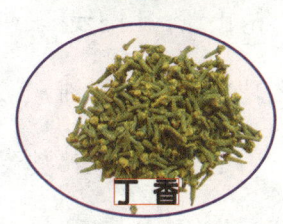

丁香

根据药用部位的不同，温里药可以分为全草类、花果类、根茎类。

全草类（偏于升浮）：艾叶。

艾叶属于全草类温里药，因质地比较轻，药性疏利，故温通经脉的功效较佳。

花果类（偏于沉降）：丁香、吴茱萸、小茴香。

丁香与吴茱萸的色泽暗黑，色黑入肾，故通常入于下焦。

根茎类（能升能降）：高良姜、肉桂、附子。

高良姜的色泽偏棕黄，色黄入脾，故通常偏入于中焦。

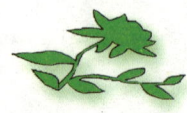

4.消食药

鸡内金，山楂，麦芽，神曲，莱菔子都有健胃消食之功效。

鸡内金以消积祛痹，化石通淋的功效较强，多用于食滞腹胀，石淋；炒鸡内金则能涩精止遗，用于遗尿遗精。

山楂善于消导肉类食积，兼有行气散淤之功效，用于积滞，淤血内停，心腹疼痛，产后腹痛等证。

麦芽善于消导面食积滞，生麦芽能通乳，用于乳汁郁积；炒麦芽则能回乳，用于回乳断奶。

神曲除了能消导饮食积滞之外，还兼有解表作用，以及增进金石药物的消化，多用于食积而兼有外感者，或是配伍金石类丸药之中。

莱菔子，消食除胀之力较强胜，大多用于食积腹胀，便秘或泻痢不爽；炒莱菔子则能降气化痰，多用于痰喘咳嗽。

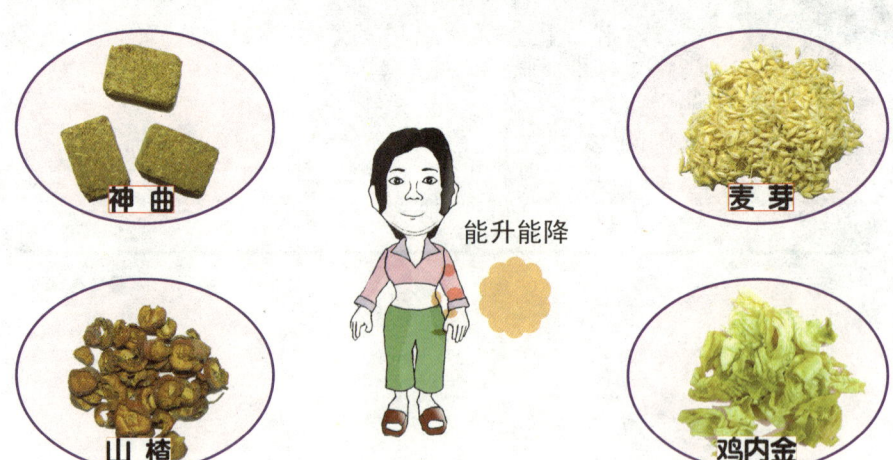

神曲

麦芽

能升能降

山楂

鸡内金

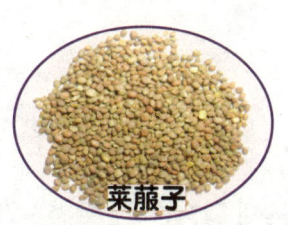

莱菔子

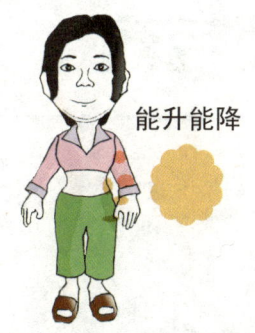

能升能降

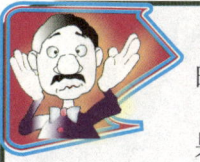

　　消食药的色泽大多偏褐黄色，这与色黄入脾有一定的关系，故消食药通常入于脾、胃二经。
　　根据药用部位的不同，消食药可以分为种子类、花果类、发酵品类、动物类。
　　种子类（偏于沉降）：莱菔子。
花果类（能升能降）：山楂，麦芽。
发酵品类（能升能降）：神曲。
动物类（能升能降）：鸡内金。

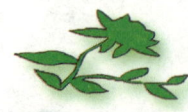

5.理气药

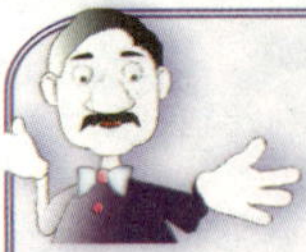

理气药的色泽与消食药类似，大多偏褐黄色，色黄入脾，故理气药亦通常入于脾、胃二经。

根据药用部位的不同，理气药可以分为种子类、果实类、鳞茎类、木茎类。

种子类（偏于沉降）：槟榔。

果实类（能升能降）：枳实、青皮。

鳞茎类（偏于升浮）：薤白。

木茎类（能升能降）：檀香、沉香。

沉香的药性虽然因其所配伍的药物而能升能降，但仍以降为主。

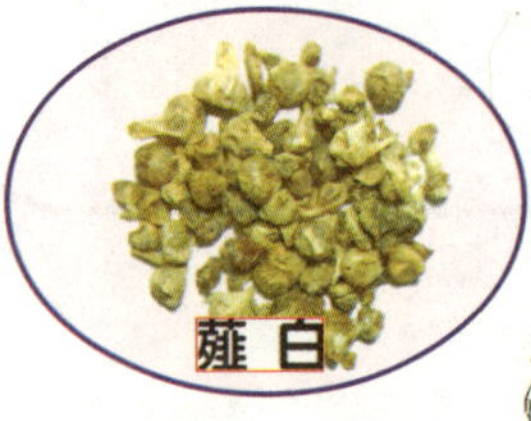

薤白

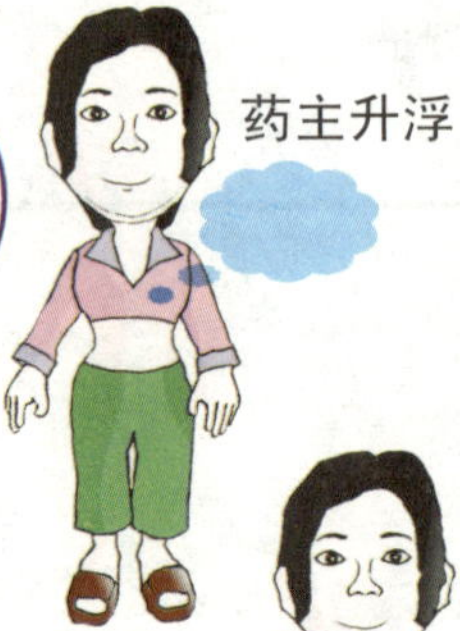

药主升浮

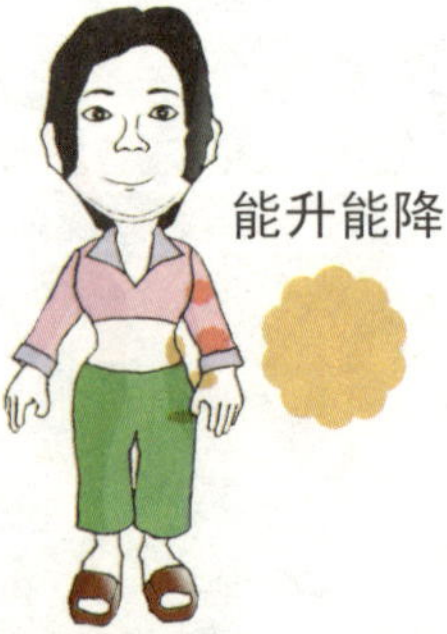

能升能降

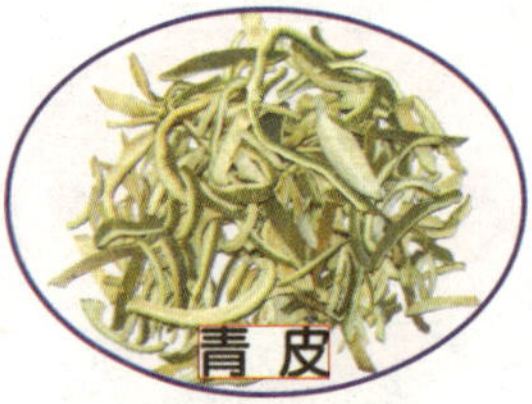

青皮

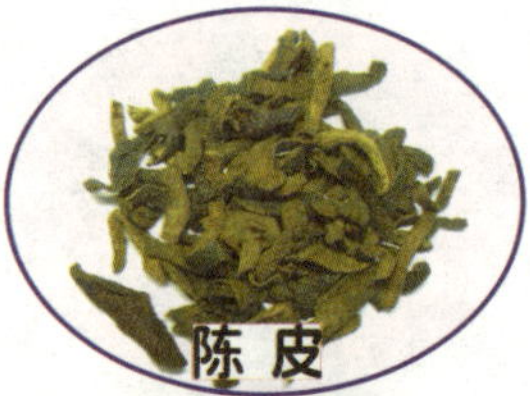

陈皮

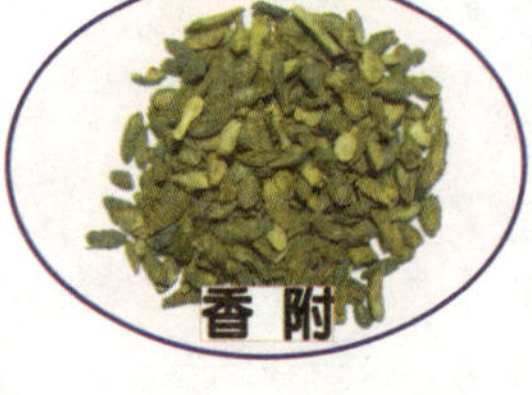

香附

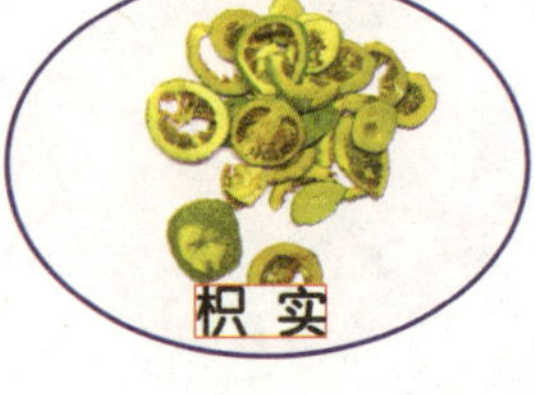

枳实

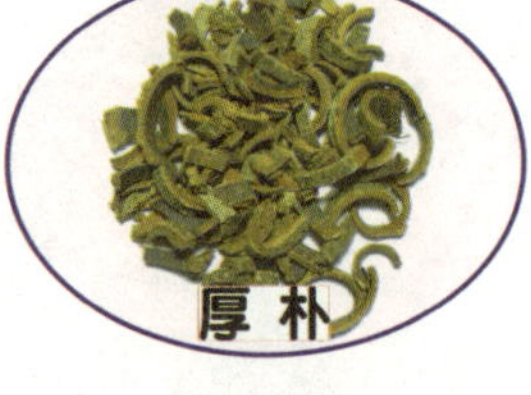

厚朴

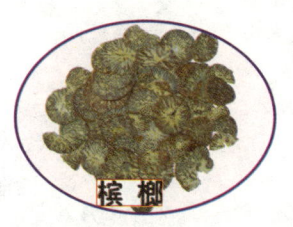

槟榔

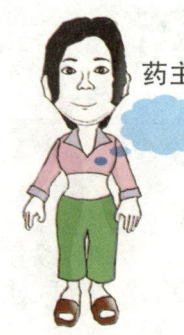

药主升浮

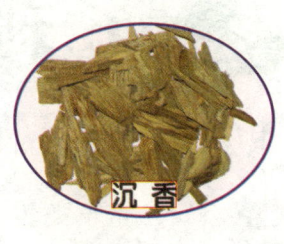

沉香

　　槟榔，药性沉重如铁石，能引诸药下行，逐水攻脚气，治里急后重。

　　薤白，色白入于上焦，能散阴寒凝结而温通胸阳，大多用于胸痹心痛。

　　檀香辛温，入于脾、肺上焦，引胃气上升，能散寒冷邪气，消肿止痛。

　　沉香，味苦而下行，能降逆气，善治肾不纳气的喘促气逆等证。

　　青皮与陈皮属于同一种植物。然而青皮辛温而散，药性较猛，能疏肝破气，消积化滞，多用于胁肋胀痛；

　　陈皮药性较缓，能行气健脾，燥湿化痰，多用于胸脘胀闷。

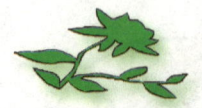

6.利湿药

利湿药可以分为全草类、根茎类二大类，种子类较少。

全草类药物由于质地比较轻，药性滑利，利湿功效比较峻猛，大剂量使用时不可久服，否则容易损伤肾气，耗损阴液。

根茎类药物大多性味渗淡而利湿，可以因其所配伍的药物，作用在上焦、中焦、或是下焦。

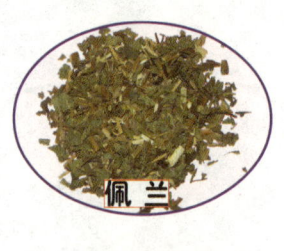

佩兰

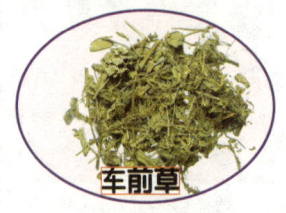

车前草

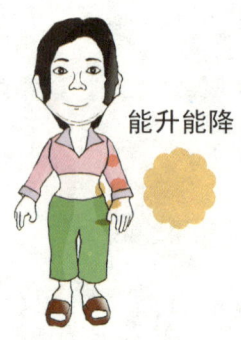

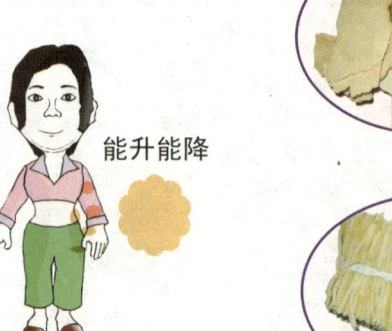

能升能降

草薢

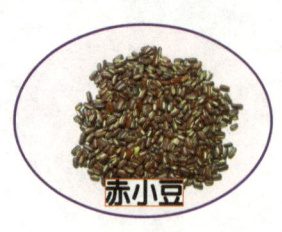

灯心草

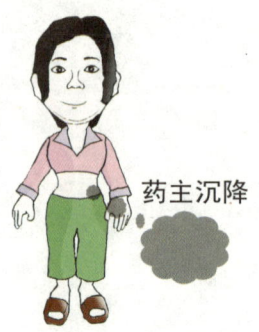

赤小豆

药主沉降

20

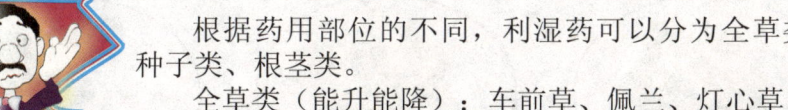

根据药用部位的不同，利湿药可以分为全草类、种子类、根茎类。

全草类（能升能降）：车前草、佩兰、灯心草。

灯心草不仅质地轻而中通，且性味淡薄，故能通利邪热之气从小便而出。

种子类（偏于沉降）：赤小豆。

种子类药物通常入于下焦，故赤小豆专利下焦之水，而不能利上焦之湿。

根茎类（能升能降）：萆薢、猪苓。

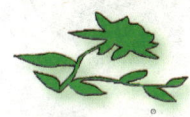

7.活血药

临床上，活血药的运化极多，种类分布很广，每种类别的活血药都有其独特的功效，此处所介绍的可以分为全草类、树脂类、根茎类、动物类。

全草类活血药的药性比较滑利，主要是通过利湿通滞来活血化淤，并非直接作用于血脉。

树脂类药物的性味比较香烈苦燥，由于气味香烈，故能窜气而行气；心主血脉，由于味苦入心，故能入血脉而活血。

根茎类活血药的种类最多，不能一一介绍，但可根据其色泽与气味，判断其所作用的部位。比如，姜黄与莪术的色泽偏黄，故偏入脾经（中焦）；王不留行与三棱的色泽偏浅黄，故偏入肝经（上焦），这当中奥妙，读者应细心体会！

动物类活血药的药性通常比较腥臭而峻猛，容易导致破血过度，故不可久服或大量服用。

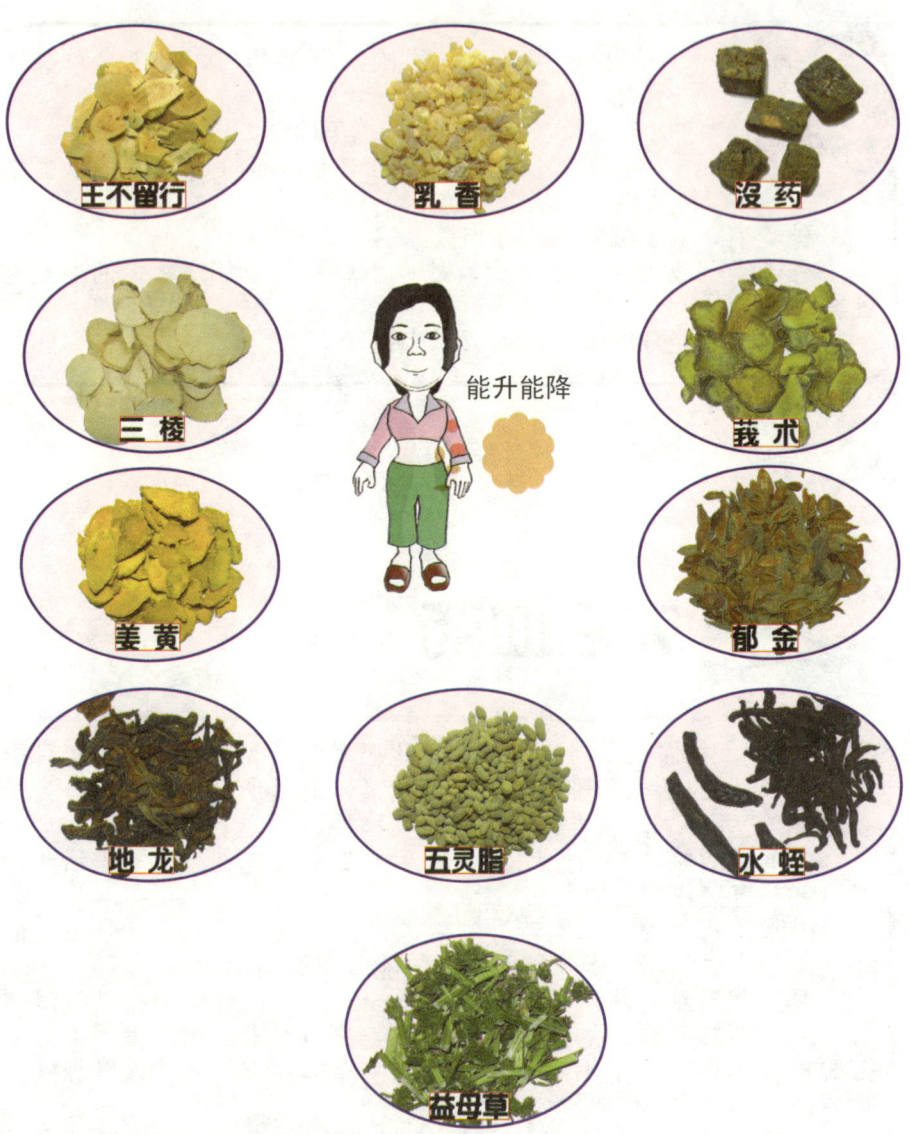

王不留行 乳香 没药

三棱 能升能降 莪术

姜黄 郁金

地龙 五灵脂 水蛭

益母草

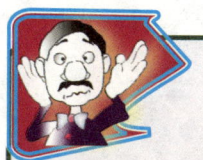

全草类（能升能降）：益母草。
树脂类（能升能降）：乳香、没药。
根茎类（能升能降）：王不留行、三棱、莪术、姜黄。
动物类（能升能降）：水蛭、地龙、五灵脂。

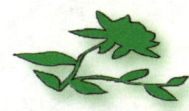

8.化痰药

化痰药的种类分布很广，每种类别的化痰药都有其独特的功效，此处所介绍的可以分为全草类、种子类、根皮类、液晶类、动物类。

全草类化痰药的药性通常比较滑利，临床运用时，不可配伍太过滋腻黏滞的药物（如熟地、杜仲），以免影响其滑利疏畅的功效。

种子类化痰药的药性大多沉降而下气，引导痰浊水汽直驱而下，故不可配伍过多的升提发散的药物（如升麻、柴胡、麻黄），以免气机升发太过，反而抵消其功效。

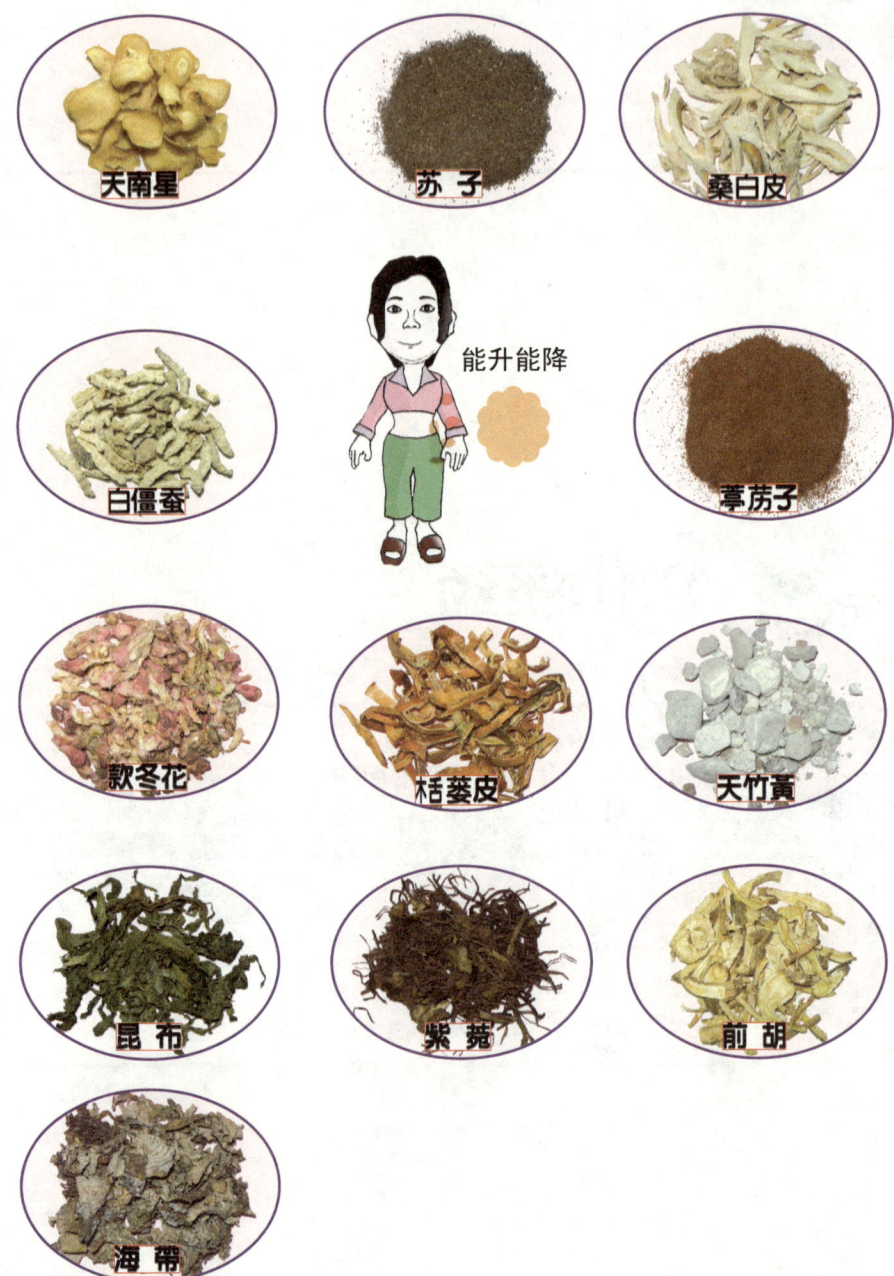

天南星　　　　　苏子　　　　　桑白皮

白僵蚕　　　能升能降　　　葶苈子

款冬花　　　　栝蒌皮　　　　天竹黄

昆布　　　　　紫菀　　　　　前胡

海带

全草类（药性滑利）：款冬花、紫菀、昆布、海藻。

款冬花与紫菀的性味芳香而清升，故偏入于上焦而化痰；昆布与海藻的性味咸后而重浊，故偏入于中、下焦而化痰。

种子类（偏于沉降）：葶苈子、苏子、白芥子。

根皮类（能升能降）：桑白皮、栝蒌皮、前胡。

液晶类（能升能降）：天竹黄。

动物类（能升能降）：白僵蚕。

白僵蚕，因其味咸，咸能入血而利气；因其味辛，辛能发散而祛邪，故可以治壅滞于内的痰湿水汽。

9.祛风湿、开窍、平肝熄风、泻下药

　　本书所介绍的祛风湿、开窍、平肝熄风药较少，故于此处合并说明。

祛风湿药：

根茎类（能升能降）：威灵仙。

根皮类（能升能降）：五加皮。

　　凡根茎类与根皮类的药物，药性大多因其所配伍的药物，可作用于上焦、中焦、或是下焦。虽然如此，仍然有些差别，譬如威灵仙属根茎类，故偏入于经脉而祛邪；五加皮属于根皮类，故偏入于肌表腠理而祛邪。

动物类（能升能降）：蚕砂、乌梢蛇。

开窍药：

动物类（能升能降）：麝香。

　　麝香，因其香窜浓烈，故能通络而开窍，虽然可以因其所配伍的药物，能升能降，但主要功效仍作用于心、肝血脉，对于下焦之淤血气闭，功效仍稍嫌不足。

平肝熄风药：

动物类（能升能降）：珍珠。

根茎类（能升能降）：钩藤。

泻下药：

液晶类（能升能降）：芦荟。

叶类（能升能降）：番泻叶。

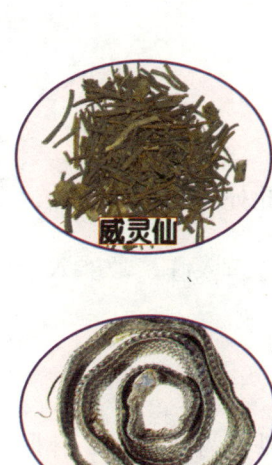

威灵仙

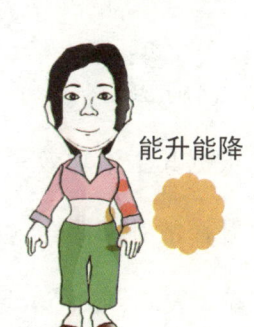

蚕 砂

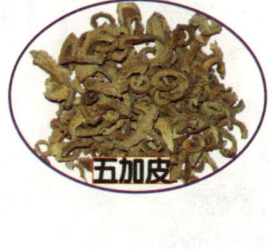

五加皮

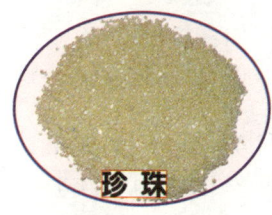

乌梢蛇

能升能降

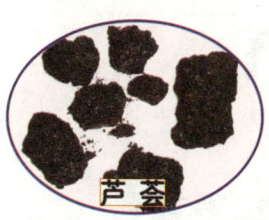

珍 珠

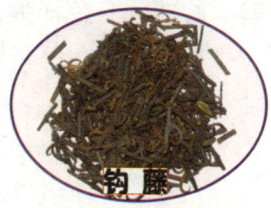

钩 藤

芦 荟

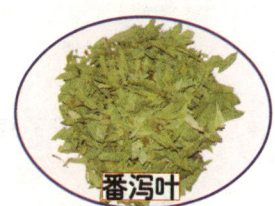

番泻叶

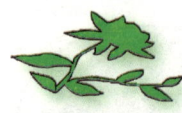

10.补阴药

本书所介绍的补气药较少，故于此处与补阴药合并说明。

补气药的色泽通常偏于褐黄色，色黄入脾，故能入于脾胃而补气。

根茎类（能升能降）：太子参。

种子类（偏于沉降）：白扁豆。

补阴药的种类较多，根据其主治功效，可以分为补肺阴、补肝阴、补脾阴、补肾阴四类。

色白入肺，味淡则清升，故补肺阴药（百合、北沙参）的性味偏于淡薄，且色泽偏浅白。

味酸入肝，故补肝阴药（天麻、白芍）通常具有酸味。

补脾阴药（玉竹、石斛）的汁液比较滋润，但又不至于像补肾阴药那般滋腻而碍胃，且其色泽偏于浅黄而入脾。

色黑入肾，故补肾阴药的色泽大多偏黑，种类最多，如地黄、何首乌、鳖甲、山萸肉（已于前书介绍），故此处仅介绍黑芝麻、龟甲与桑葚子。

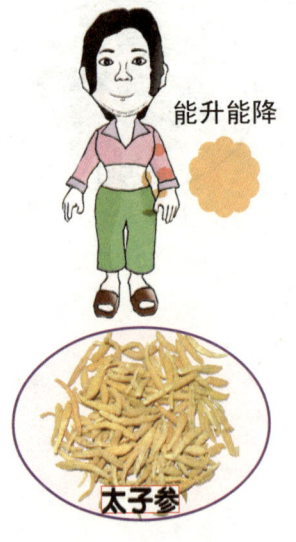

能升能降

太子参

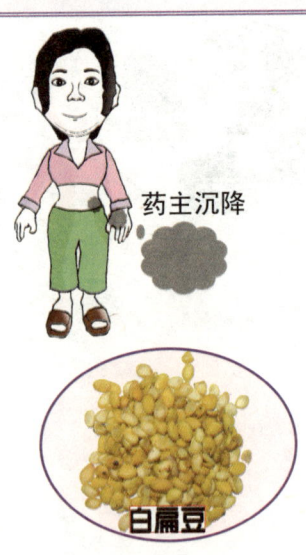

药主沉降

白扁豆

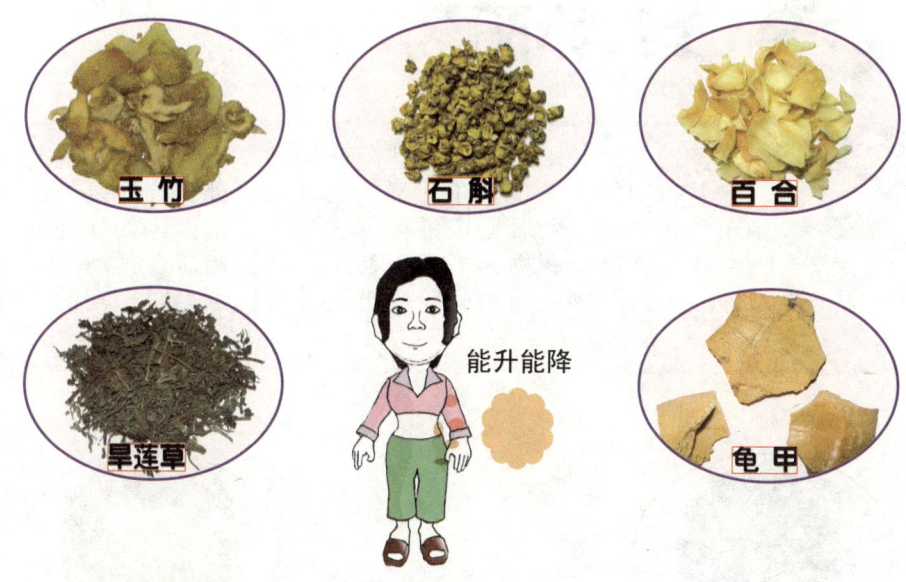

玉竹　　　石斛　　　百合

旱莲草　　能升能降　　龟甲

　　　根据药用部位的不同，补阴药可以分为全草类、鳞叶类、种子类、根茎类、动物类。
　　　全草类（能升能降）：旱莲草。
　　　全草类药物具有补阴功效者并不多见，补阴药中，惟有旱莲草属于全草类，主要是通过凉血祛热，使下焦的邪热消散，而达到滋阴的功效。
　　　鳞叶类（偏于升浮）：百合。
　　　种子类（偏于沉降）：黑芝麻、桑葚子。
　　　根茎类（能升能降）：玉竹、石斛。
　　　动物类（偏于沉降）：龟甲。

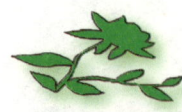

11.补阳药

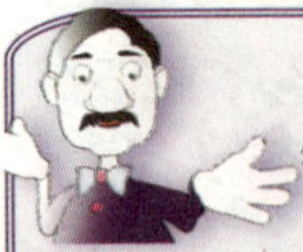

肾为人体元阳之所在，补阳药通常是指温补肾阳的药物，其种类较多，但入于肾经为其共通之处。除此以外，由于色黑入肾，故补阳药的色泽大多偏于暗黑，如杜仲、肉苁蓉等；而许多动物类药物亦多作为补阳药，如蛤蚧、紫河车、海马、鹿茸等，这与动物类药物比较接进人体的特点亦有一定的关系。

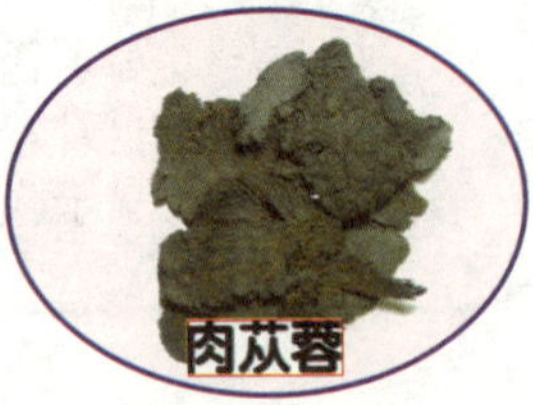

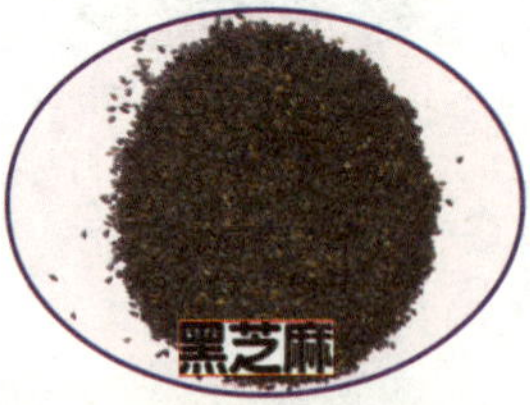

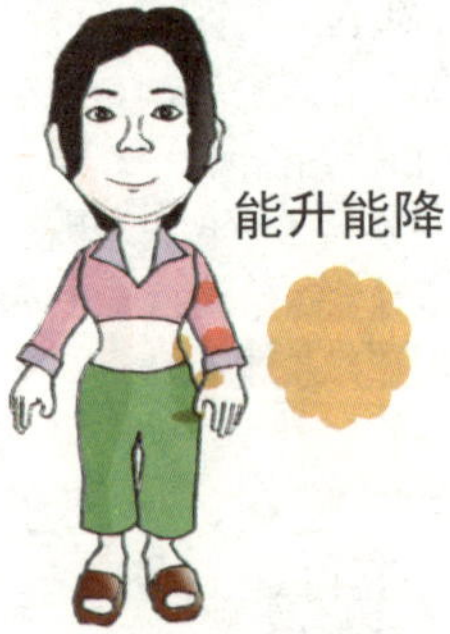

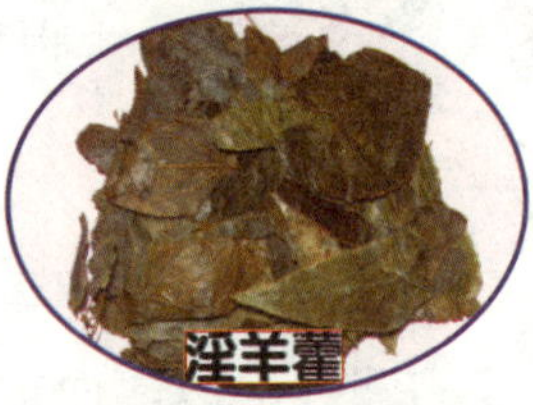

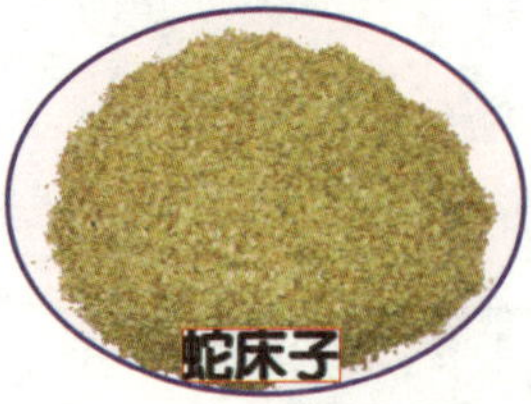

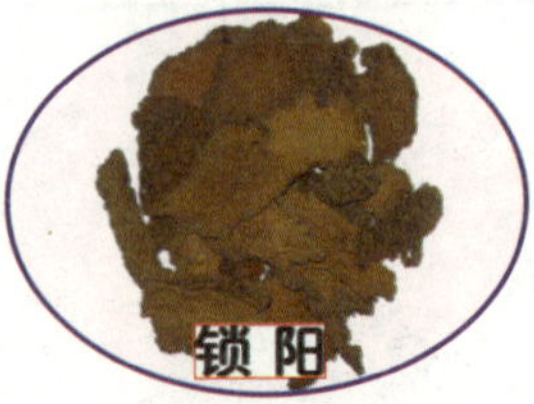

黑芝麻

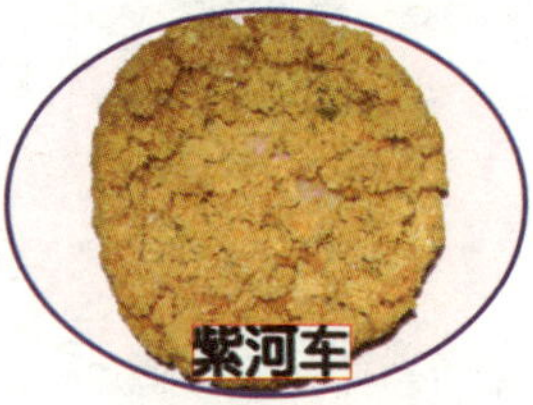

紫河车

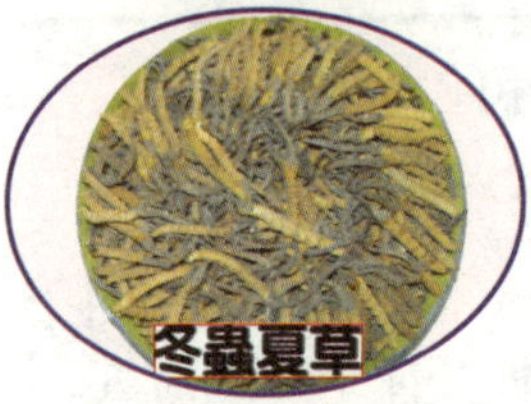

冬虫夏草

淫羊藿

能升能降

蛇床子

肉苁蓉

锁阳

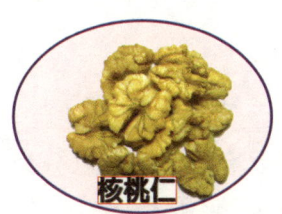
核桃仁

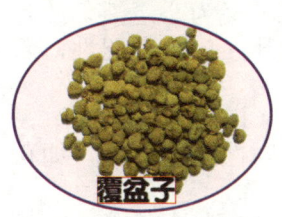
覆盆子

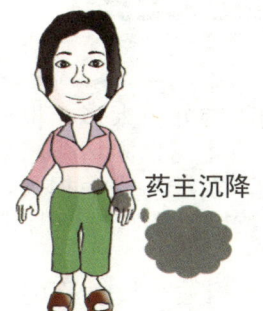
药主沉降

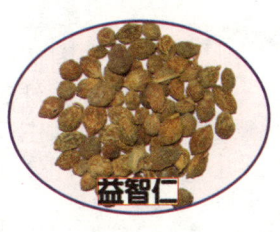
益智仁

　　根据药用部位的不同，补阳药可以分为全草类、果实类、根茎类、菌核复合体、动物类。
　　全草类（能升能降）：淫羊藿。
　　全草类药物的质地较轻，药性滑利，故淫羊藿除能入肾补肾，亦能上行周身而祛风湿。
果实类（偏于沉降）：胡桃、益智仁、覆盆子。
根茎类（能升能降）：肉苁蓉、锁阳。
菌核复合体（能升能降）：冬虫夏草。
动物类（能升能降）：蛤蚧、紫河车。

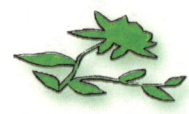

12.固涩药

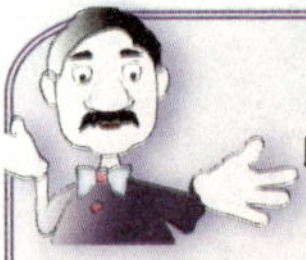

固涩药的种类并不太多，根据其主治功效，可以分为收涩止汗、收涩止泻、固精缩尿三类。

肺主皮毛，发汗与皮毛相关，而汗又为心之液，故收涩止汗药（浮小麦、麻黄根）通常性味甘淡而升浮，略具涩性，入于肺经或心经。

腹泻与脾、胃、大肠相关，故收涩止泻药（肉豆蔻、芡实），通常入于脾、胃经，临床运用时，亦应配伍相同性味之药物，如茯苓、山药。

固精缩尿药（桑螵蛸、乌梅、金樱子），通常具有咸味、涩味，味咸入肾，味涩则能收摄，故可入于下焦肾或大肠，起到固精缩尿的作用。

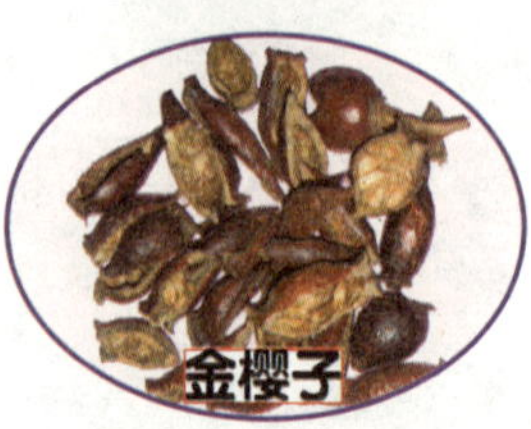

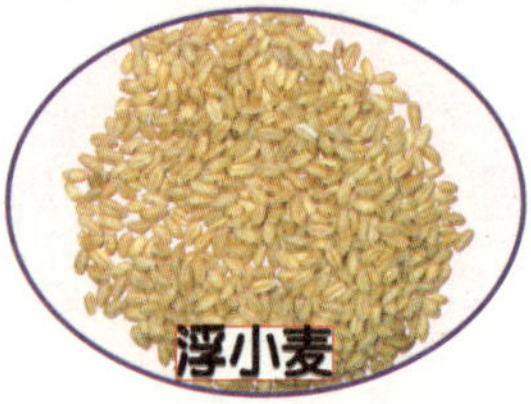

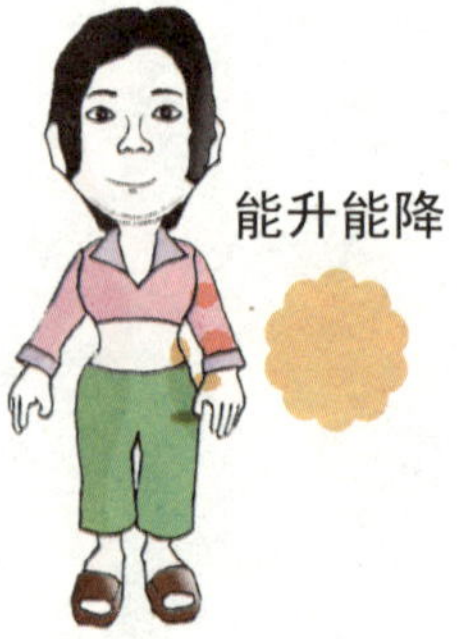

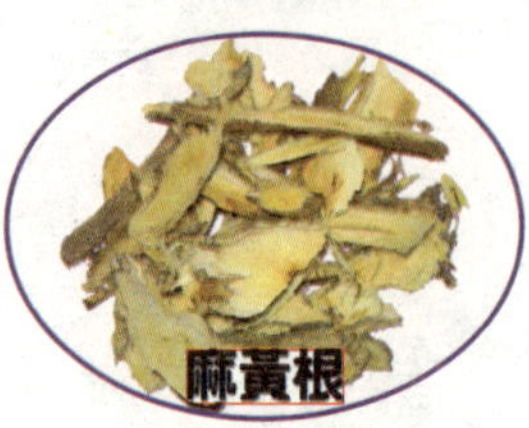

浮小麦

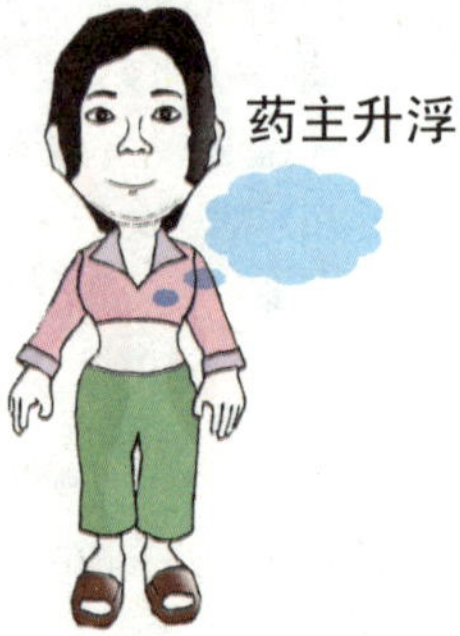

药主升浮

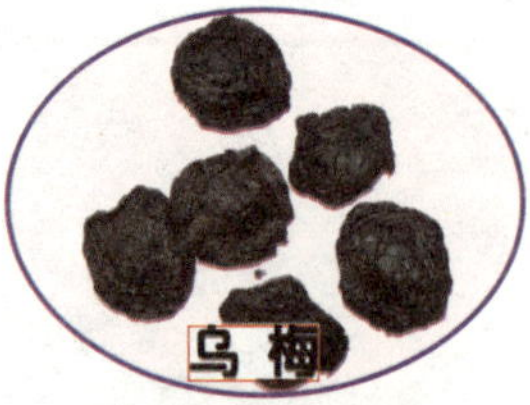

乌梅

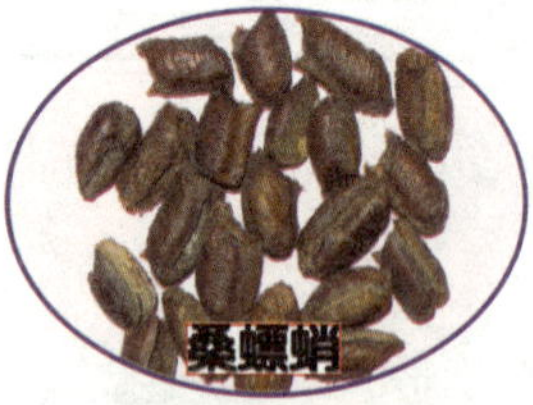

麻黃根

能升能降

桑螵蛸

金樱子

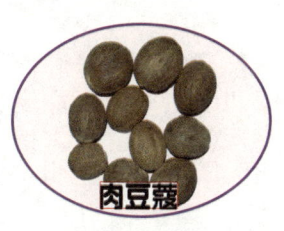

肉豆蔻

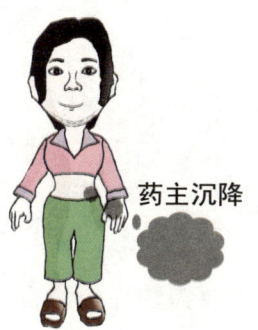

药主沉降

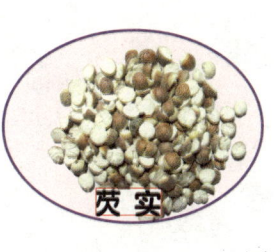

芡 实

　　根据药用部位的不同，固涩药可以分为果实类、种子类、根茎类、动物类。
　　果实类（能升能降）：乌梅、金樱子。
　　颖果类（偏于升浮）：浮小麦。
　　种子类（偏于沉降）：芡实、肉豆蔻。
根茎类（能升能降）：麻黄根。
动物类（偏于沉降）：桑螵蛸。

第二章　病　例　举　例

1997年2月初春，笔者于广州研读博士课程时，曾治疗一名患水肿、中度糖尿病的妇女，年约65岁，从双膝以下至足底严重浮肿，小腿肿胀程度约正常人一倍，掐压其肿胀处时即凹陷，久久不能恢复，整个足掌浮肿成一圆弧球状，几乎不能行走，必需依靠护士搀扶，才能勉强盥洗。据家属描述，该妇女由潮州医院转诊至广州，病情延治已有四五个月，却未见改善。

院方的治疗方案，主要为输注白蛋白，日服一剂中药，并服降血糖西药。

所服用之中药，主要是以五苓散为主的加减方，配伍杜仲、续断、巴戟天等温补肾阳药，或是槟榔、大腹皮等破气导滞之品，甚至加入防己、木通等峻猛利湿之药，百药杂服，病情却日益恶化，五苓散专治水湿水肿，为何屡屡服用却毫无功效？

事实上，治疗此病只要能明辨病证，熟悉药性，即能看出其中之端倪。

首先，水肿病，可以分为实证与虚证两类。实证水肿，掐压时凹陷，但能立刻恢复，肿胀处的肌肤比较紧实；虚证水肿，掐压时虽然凹陷，但恢复的时间较长，肿胀处的肌肤比较松软。

实证水肿兼有小便短赤、大便干硬、口渴、苔灰黄、脉沉数等实证症候，其病因主要是因淤血或湿热停滞于下焦所致。

虚证水肿兼有尿频或便少、大便溏泻、口不渴、苔偏白、脉沉缓等虚证症候，其病因主要是因脾肾阳虚导致水液停滞所致。

该患者年岁已高，病情又延治数个月，即使初病时属实证，也必已经传变为虚证，此其一；百药杂服，却不见效，药不对症即是毒，其副作用必然会导致气血更虚，此其二；掐压时凹陷，久久不能恢复，表示为虚证，此其三；由此三点，再配合脉诊、舌诊、与问诊，多方合参，足以判断其为虚证，也就是说，此证主要因脾肾阳虚所导致的水肿。

五苓散成分为：泽泻15克、茯苓10克、猪苓10克、白术10克、桂枝6克。

本人认为方中泽泻、茯苓、猪苓、白术虽能利湿，但整体药性偏于平性，主要入于脾经，虽有桂枝能温经祛寒，但对于脾肾阳虚严重者，如果不同时峻补脾肾阳气，单用温经利湿法仍不能对症。

　　原治疗方中虽然配伍有杜仲、续断、巴戟天等温补肾阳药，但诸药的用量不过十余克，力小效微，如同杯水车薪，缓不济急，因此亦不能取效。至于加入槟榔、大腹皮、防己、木通等峻猛之药，则是因黔驴技穷，不仅无助于病情，反而更加损伤气血。

　　当此之时，因确认其为虚证，故放胆以大剂量药物治之，以苍术30克、茯苓30克、白术30克、附子15克、肉桂10克为主方，以怀牛膝引药下行于腰膝，以桔梗、柴胡、葛根升提中气，以桂枝温经祛寒，以山茱萸、熟地、制首乌滋养肾阴（因顾虑槟榔、大腹皮、防己、木通等峻猛之药所造成的伤害）。

　　方旨以温肾、利湿、滋阴为主，并佐以药引，或是引药下行，或是升提中气，或是温经祛寒，该患者服用六七剂，约一周后，水肿全消，水湿既退，原本浮肿的肌肤，干瘪皱折紧贴于足胫脚掌而能下地行走，患者及其亲属欣喜若狂。

　　中医之所以博大精深，主要是建立在对于医理的钻研，对于病证的诊断，以及对于患者的关怀，这也是历代名医所存之风范。笔者详述此医案，并非用来夸耀医术的精湛，更不屑于如江湖术士之吹嘘，刻意杜撰，而是希望以此医案，能对学医者有所启发。

　　中医之精髓不在于死记，而在于活用。为避免初学者误用此方，方中略去某些药物之用量。

第三章 药性各论

一、解表药

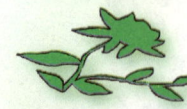 

1. 淡豆豉

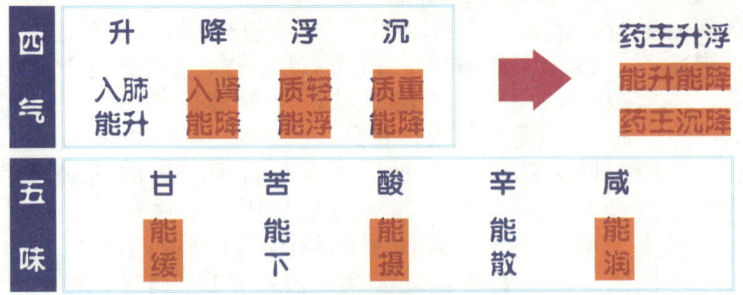

性味功效

1. 解肌发表

2. 宣郁除烦

3. 收敛固涩

【性味】辛、苦，平

【归经】肺、胃经

四气	升	降	浮	沉	药主升浮
入肺能升	入肾能降	质轻能浮	质重能降	能升能降 药主沉降

五味	甘	苦	酸	辛	咸
	能缓	能下	能摄	能散	能润

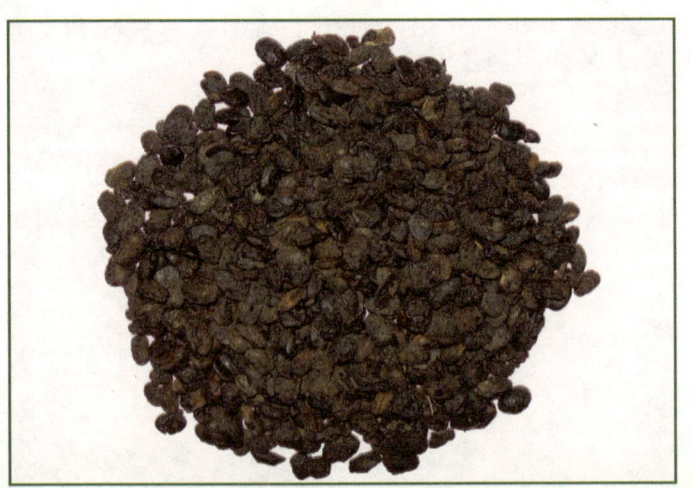

【参考用量】约10～15克。

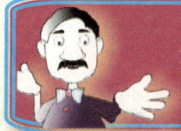

【主治】外感表证，寒热头痛，胸闷心烦，懊恼不眠。

外感表证，寒热头痛：

淡豆豉性味辛、苦，入肺、胃经，故能发汗，开腠理，治外感表证。

懊恼不眠：

烦者通常阳气炽盛，躁者通常阴液逆乱，阳盛则不得下交，阴逆则不能上济。因此神不能安于内，形不能安于外，以至于反复颠倒，心中懊恼，可以用淡豆豉、栀子熬汤。

这是因为栀子能泄热下行，而淡豆豉能散阴邪之上逆。

重点说明

淡豆豉属于辛凉解表药，与桂枝、麻黄相比，药性比较轻浮且偏于薄弱，用量不可太小，否则效果不彰。

寒热头痛，胸闷心烦：

淡豆豉乃宣郁之上剂。

凡病一切有形无形，壅胀满闷，停结不化，气积不能发越而致疾者，皆可宣之，故能统治阴阳互结，寒热迭侵，暑湿交感，食饮不运，以至于伤寒寒热头痛，或是汗吐下后所出现之虚烦不得眠。

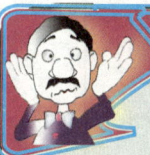

再 次 提 醒

1. 淡豆豉发汗之力比较温和，但升发之力较桂枝、麻黄更强，对于脾胃虚弱，容易呕逆者，仍应谨慎服用。

2. 治疗外感病，如果误用淡豆豉发汗过多，仍会导致津液流失，反而加重热象。

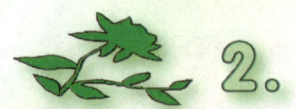

2. 桑叶

性味功效

| 1.宣散风热 |
| 2.清　肺 |
| 3.明　目 |

【性味】苦、甘，微寒

【归经】肺、肝经

四气	升	降	浮	沉
	入肺能升	入肾能降	质轻能浮	质重能降

药主升浮
能升能降
药主沉降

五味	甘	苦	酸	辛	咸
	能缓	能下	能摄	能散	能润

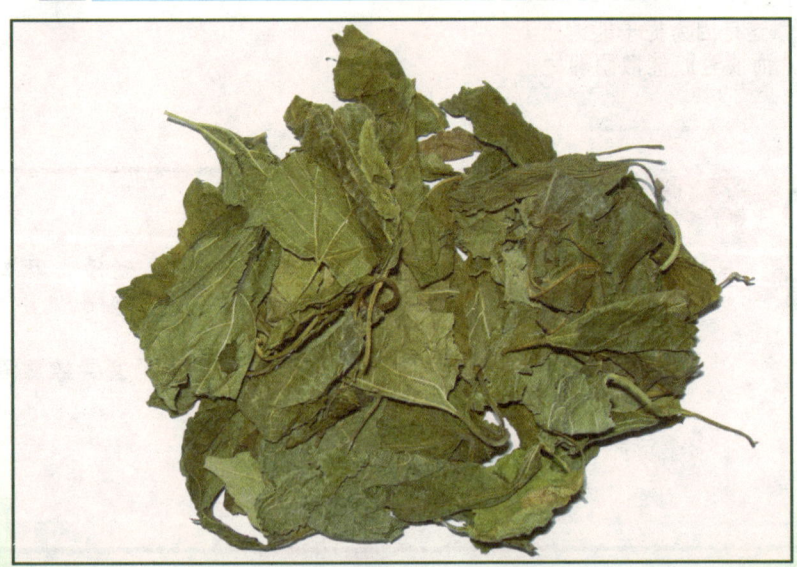

【参考用量】约10~15克。

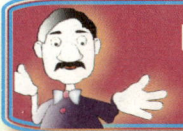

【主治】风热所致感冒，发热头痛，汗出恶风，咽干口渴；风热或肝阳上扰，目赤肿痛。

风热所致感冒，发热头痛，汗出恶风，咽干口渴：

桑叶味苦甘而性微寒，轻清宣散，故能疏泄肺经及在表之风热，清肺经而能止嗽，敛神而能止盗汗。

补充说明：

桑叶，能息肝风而除头痛，行肠胃之泄泻，主治肝热妄行之崩漏，以及胎前诸病，特别是因肝热所致之病，尤为要药。

重点说明

桑树的叶、枝、果实皆可入药，分别为桑叶、桑白皮、桑葚，桑叶解表，桑白皮化痰，桑椹滋阴，若用药得宜，自有巧妙。

风热或肝阳上扰，目赤肿痛：

桑叶，甘所以益血，寒所以凉血，甘寒相合，故能下气而益阴，主阴虚寒热，以及内热出汗。

其性兼燥，故又能除脚气水肿，利大小肠，除风。经霜则兼清肃，能清肝火，故又能明目而止渴。

再 次 提 醒

1. 桑叶与薄荷的功效略同，但薄荷味辛、凉，偏于疏肝解郁；桑叶味苦、甘，偏于清肺明目。两者皆属于辛凉解表药，大剂量使用时容易耗损阴液，导致阴液不足，虚火内生。

2. 对于阴虚血燥，阴虚发热的患者，应谨慎服用。

3. 荆芥

性味功效

1. 解表祛风

2. 解肌透疹

3. 止 血

【性味】辛、微苦，微温

【归经】肺、肝经

四气	升	降	浮	沉	药主升浮
	入肺能升	入肾能降	质轻能浮	质重能降	能升能降 药主沉降

五味	甘	苦	酸	辛	咸
	能缓	能下	能摄	能散	能润

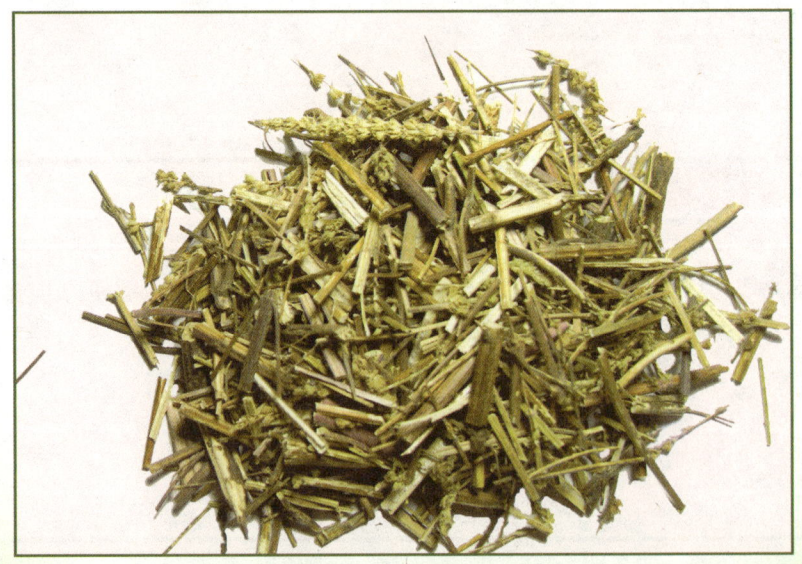

【参考用量】约10～15克。

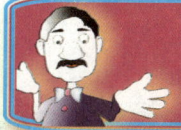

【主治】风热所致感冒，头痛，咳嗽，咽痛，目痒，麻疹，风疹，痈肿，吐血，便血，崩漏，产后血晕。

风热所致感冒，头痛，咽痛，咳嗽：

荆芥，辛苦而温，芳香而散，气味轻扬，故能入肝经气分，驱散风邪。

凡风邪在于皮膜外，出现肌肤灼热，头目昏眩，咽喉不利，身背疼痛者，用此治无不效。

吐血，便血，崩漏，产后血晕：

荆芥用于血证需炒炭用，不仅可减其辛散之力，且能"引血归经"，加强止血作用。

产后气血暴脱，头晕眼花，甚至昏不识人，可用荆芥配人参以补气固脱。

重点说明

荆芥质地轻，药性轻扬，不可久煎，属辛温解表药。解表祛风之力不亚于麻黄、桂枝，但因其药性专一，所能运用之范围不大，通常只用于配伍解表药。

目痒，麻疹，风疹，痈肿：

荆芥，辛能散风热，宣结滞，又入血分，故能散结聚气，下淤除痹，凡一切风毒之证，已出未出，欲散不散之际，以荆芥之生用可以清之。

再 次 提 醒

1. 病人表虚有汗者，若以荆芥发汗，容易损伤津液，应谨慎服用；患血虚寒热，如果不是由于风湿风寒者，误服荆芥则容易助火生热，故不可服用；患阴虚火炎而面赤头痛者，亦不可服用。

2. 《药性论》：久食动渴疾。

3. 《食疗本草》：多食熏人五脏神。

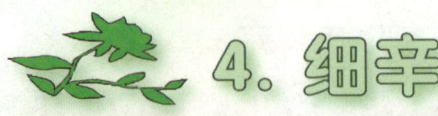

4. 细辛

性味
功效

1. 祛风散寒

2. 温肺化饮

3. 通窍止痛

【性味】酸、甘、温

【归经】肺、心、肾经

四气	升 入肺 能升	降 入肾 能降	浮 质轻 能浮	沉 质重 能降	→	药主升浮 能升能降 药主沉降
五味	甘 能缓	苦 能下	酸 能摄	辛 能散	咸 能润	

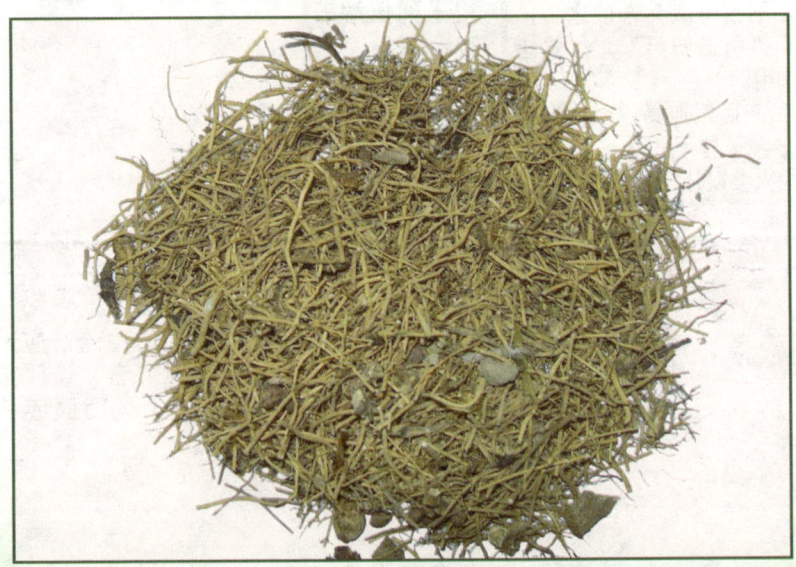

【参考用量】约3~5克。

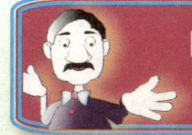

【主治】风寒表证，头痛，牙痛，风湿痹痛，痰饮咳喘，鼻渊，口疮。

风寒表证：

凡药香者，皆能疏散风邪。细辛气盛而味烈，疏散之力更大。且风必挟寒以来，而又本热而标寒，细辛性温，能驱逐寒气，疏散上下之风邪，无微不入，无处不到也。

鼻渊、口疮：

细辛，辛温能散，治口疮、喉痹、鼻渊，取其能散浮热；辛能泄肺，故风寒咳嗽上气者宜用之；辛能补肝，故胆气不足、惊痫、眼目诸病宜用之；辛能润燥，故通少阴及耳窍，便涩者宜用之。

重点说明

古书记载，如果单用细辛，不可超过一钱，过服则令人气塞不通而死。因此，细辛，只可少用而不可多用，只可共享而不能独用；多用则气耗而痛增，独用则气尽而命丧。然而，何谓"过服"？则必须根据患者的病证来判断。

头痛，牙痛，风湿痹痛：

细辛散人真气，为何头痛却反能取效?盖头为六阳之首，清气升而浊气降，则头目清爽；如果浊气升而清气降，则头目沉沉欲痛。

细辛气清而不浊，故善降浊气而升清气，所以治头痛如神也。但味辛而性散，必须佐之以补血之药，使气得血而不散也。

痰饮咳喘：

细辛能行水散结，温肾通阳，则水道自利，故能治心下停水，行痰，通经，下乳。

再 次 提 醒

1. 细辛药性升燥发散，服用过多则泄人元气。故凡患里热实盛，或虚火上炎，上盛下虚，气虚有汗，血虚头痛，阴虚咳嗽，应谨慎服用。

2. 细辛服用剂量过大，可发生头晕，多汗，面色潮红，心悸胸闷，恶心呕吐等副作用。

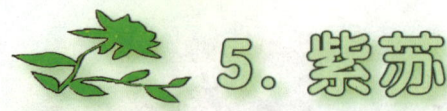

5. 紫苏

性味
功效

1. 解表散寒

2. 和中化痰

3. 安　胎

【性味】辛，温

【归经】肺、脾、胃经

四气	升	降	浮	沉		药主升浮
	入肺 能升	入胃 能降	质轻 能浮	质重 能降		能升能降 药主沉降

五味	甘	苦	酸	辛	咸
	能 缓	能 下	能 摄	能 散	能 润

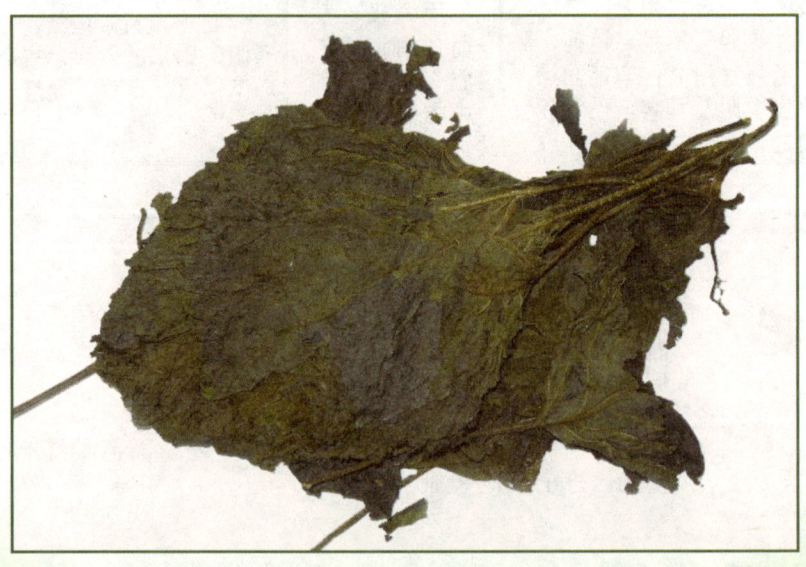

【参考用量】约10～15克。

44

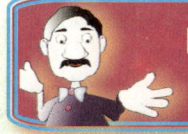

【主治】风寒表证，胸脘胀满，呕吐泄泻，胎动不安，妊娠恶阻。

风寒表证：

　　紫苏叶，芳香气烈，叶属阳，为发生之物。辛温能散，气薄能通，味薄发泄，专解肌发表，疗伤风伤寒，及疟疾初起，外感霍乱，湿热脚气，凡属表证，放邪气出路之要药也。

重点说明

紫苏一物有三用，苏叶可以散邪而解表。苏梗可以顺气而宽中，苏子可以定喘而下气；三者所用各有不同。

胸脘胀满，呕吐泄泻：

　　苏叶辛散之性，善破凝寒而下冲逆，扩胸腹而消胀满，故能治胸中淤结之证而通经达脉，发散风寒，双解中外之药也。

补充说明：

　　紫苏一物有三用：如伤风伤寒，头疼骨痛，恶寒发热，肢节不利，或脚气、疝气，邪郁在表者，苏叶可以散邪而解表。

　　气郁结而中满痞塞，胸脘不利，或胎气上逼，腹胁胀痛者，苏梗可以顺气而宽中。

　　若上气喘逆，苏子可以定喘而下气；痰火奔迫，苏子可以降火而清痰。三者所用不同，法当详之。

胎动不安，妊娠恶阻：

　　紫苏叶有安胎作用，治子悬因胎气上冲，心腹胀痛，常与陈皮、大腹皮、当归等同用，以行气安胎。

再 次 提 醒

1. 凡阴虚内热，或因外感寒热，或因患恶寒而头痛，或因虚火上逆而作呕者，应谨慎服用。

2. 紫苏属于辛温解表药，由于气味芳香，故不可久煎。与桂枝、麻黄相比，药性比较轻浮且偏于薄弱，但仍不可多服，多服则损人真气。

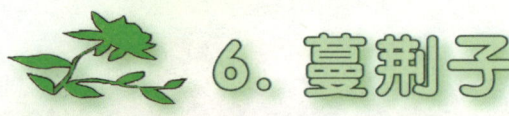
6. 蔓荆子

性味功效

1. 宣散风热

2. 清利头目

【性味】辛、苦，微寒

【归经】肺、肝、胃经

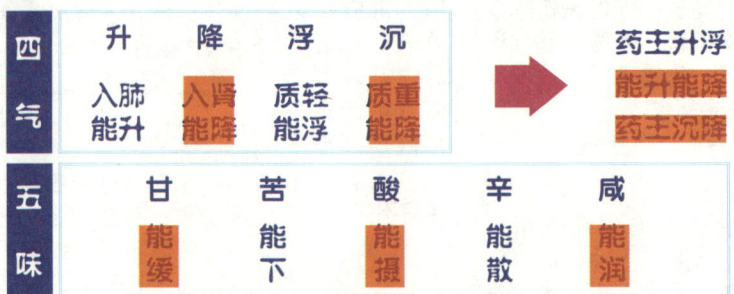

四气	升	降	浮	沉		药主升浮
	入肺能升	入肾能降	质轻能浮	质重能降	→	能升能降 药主沉降

五味	甘	苦	酸	辛	咸
	能缓	能下	能摄	能散	能润

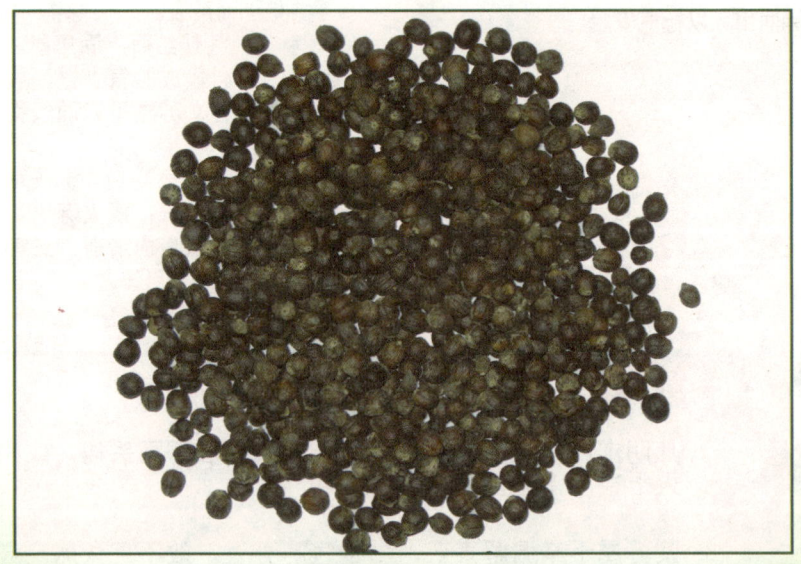

【参考用量】约10～15克。

【主治】 风热表证，头昏头痛，牙痛，目痛，目睛昏暗不明，湿痹拘挛。

风热表证，头昏头痛：

蔓荆子味辛质轻，上行而散，能散风邪，升清气，从而清利头目。

湿痹拘挛：

蔓荆子味苦质寒，有燥湿清热之效。凡湿之浮越者可以散，湿之入者可以燥、可以清。

患筋骨寒热与湿痹拘挛，主要是因体内有寒热积聚所致。湿滞日久则为寒，湿滞日久则为热。

蔓荆子能燥湿，则寒热皆可治之，明目亦为燥湿之效，非驱风之效也。

重点说明

种子类用药之药性大多重浊下沉，而蔓荆子的质体较轻，气味薄，故能轻升而清利头目。

牙痛，目痛，目睛昏暗不明：

蔓荆子，能疏风，凉血，利窍，凡太阳头痛，及偏头风，脑鸣，目泪，目昏，皆血热风淫所致，以此凉之，取其气薄主升，佐神效黄花汤，疏消障野，使目复光，为肝经胜药。

再 次 提 醒

1. 对于血虚所致之虚火上炎，不是因风邪所致之头痛目眩，以及脾胃气虚者，应谨慎服用。

2. 《本草汇言》：痿痹拘挛不由风湿之邪，而由于阳虚血涸筋衰者勿用也；寒疝脚气不由阴湿外感，而由于肝脾赢败者亦勿用也。

47

7. 牛蒡子

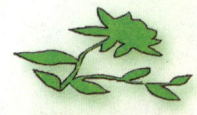

性味功效

1. 宣肺透疹

2. 利咽散结

3. 解毒消肿

【性味】辛、苦，寒

【归经】肺、胃经

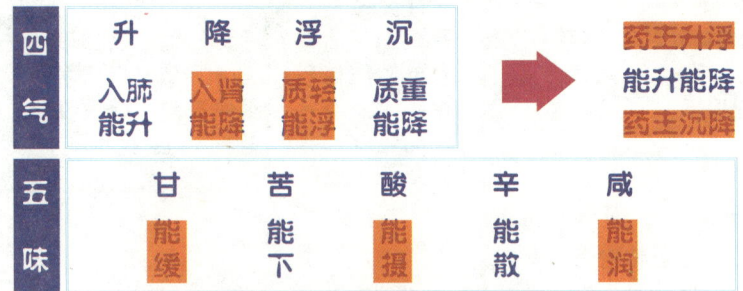

四气	升	降	浮	沉		药主升浮
	入肺能升	入肾能降	质轻能浮	质重能降		能升能降
						药主沉降

五味	甘	苦	酸	辛	咸
	能缓	能下	能摄	能散	能润

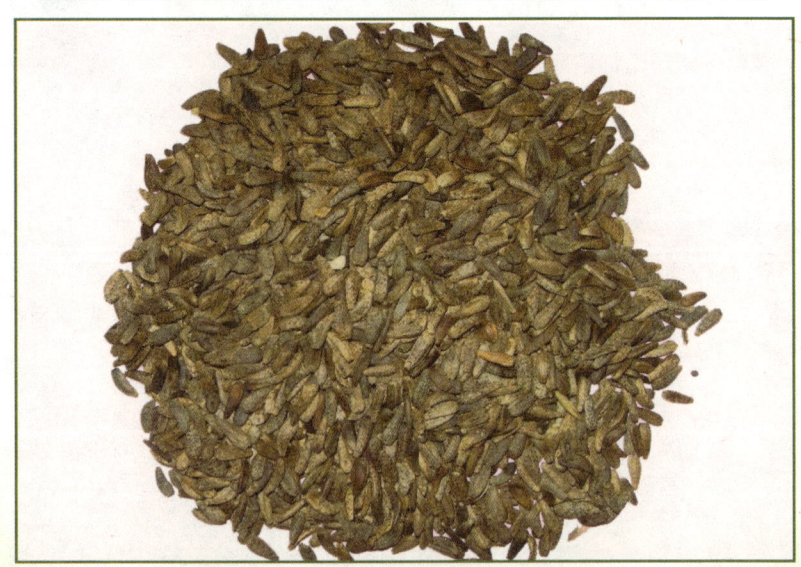

【参考用量】约10～15克。

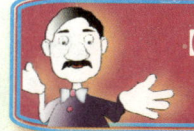

【主治】风热咳嗽，风热作痒，咽喉肿痛，斑疹不透，疮疡肿毒。

风热咳嗽，风热作痒，咽喉肿痛：

凡人毒气之结，通常是因外感风寒，导致营气不从，逆于肉里，因而形成痈毒。

牛蒡子，味辛且苦，既能降气下行，又能散风除热，是以感受风邪热毒而出现面目浮肿，咳嗽痰壅，咽喉肿痛，疮疡斑疹，及一切臭毒、壅闭、痘疮紫黑、便秘等症，无不借此表解里清。

重点说明

牛蒡子，辛能散结，苦能泄热，有通内达外之功。外能疏壅滞去皮肤中风湿，细者斑疹，大者痈毒，服久能消。内而上利咽喉清风热，下利腰膝凝滞之气。

疮疡肿毒：

牛蒡子，辛能散结，苦寒泄热，治疗疮疡肿毒疼痛，脓未成者，常配伍天花粉、黄连、连翘等同用。

斑疹不透：

治疗邪气侵入于肺，应用透达法来宣泄邪气，而不宜用抑降法来闭塞邪气。当麻疹初起时，邪气仍未完全发泄，如果过早服用清降药，反而会遏抑气机，导致气机内陷。

牛蒡子，在清泄之中，又能透发，并且，不会助长温热病势，故为麻疹之专药。

再 次 提 醒

1. 牛蒡子性冷滑利，多服则容易损伤脾胃之气，辛能发散，容易耗损肌表卫气，对于脾虚泄泻者，应谨慎服用。

2. 牛蒡子，可用于血热便秘所致之疮疡肿毒，但如果痈疽已经溃绝，而不是血热便秘所致者，则应谨慎服用。

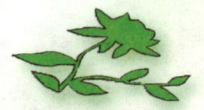

8. 白芷

性味
功效

1.祛风除湿

2.通窍止痛

3.消肿排脓

【性味】辛，温

【归经】肺、脾、胃经

四气	升	降	浮	沉
	入肺能升	入肾能降	质轻能浮	质重能降

药主升浮
能升能降
药主沉降

五味	甘	苦	酸	辛	咸
	能缓	能下	能摄	能散	能润

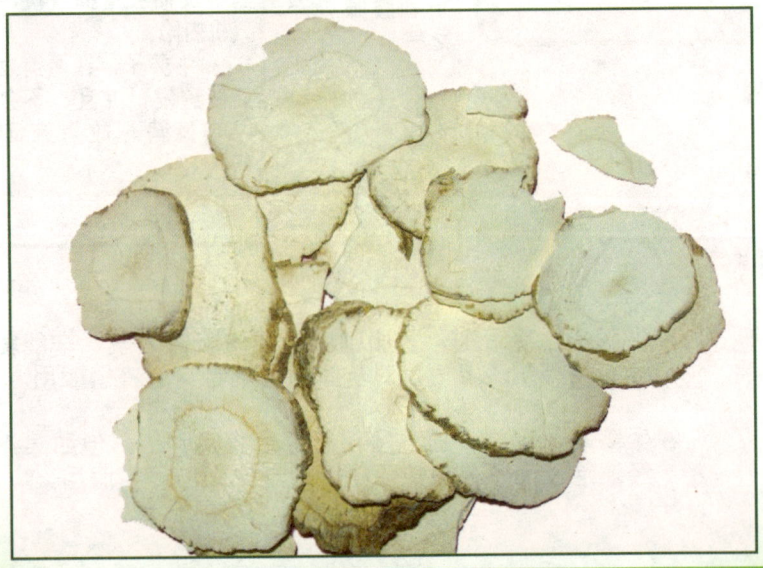

【参考用量】约5～10克。

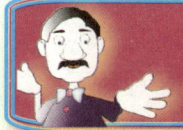

【主治】伤寒头痛，眉棱骨痛，牙痛，鼻渊鼻塞，湿滞久泻，妇女白带，痈疽疮疡，毒蛇咬伤。

伤寒头痛，眉棱骨痛，牙痛，鼻渊鼻塞：

白芷，色白味辛，性温气厚，芳香上达，入肺、脾、胃经三经。凡头、目、眉、齿诸病，属于此三经之风热；漏、带、痈疽诸病，属于此三经之湿热。

白芷味辛能散风热，白芷性温能除湿热。白芷为阳明主药，故又能治血病、胎病，而排脓生肌止痛。

重点说明

凡驱风之药，未有不枯耗精液者，白芷极香，能驱风燥湿，其质又极滑润，能和利血脉，而不枯耗，用之则有利而无害者也。

湿滞久泻，妇女白带：

白芷之所以能治久泻、白带，主要是取其辛香入脾，温升清阳，祛风胜湿之功效。久泻，经常配伍葛根、升麻、柴胡等同用，用治寒湿伤中，清阳下陷之湿泻。

痈疽疮疡，毒蛇咬伤：

白芷治疗痈疽疮肿，是取其辛以散结，消肿排脓之功效，为外科常用辅助药，内服外用均可。通常配伍赤芍、蒲公英、野菊花等以清热消散，治疮疡初起红肿热痛未溃者。对于阴疽发背，阴冷流注，则应配伍乌头、肉桂等温阳祛寒药。

再 次 提 醒

1. 白芷性味辛温，燥烈而发散，容易损伤气血，故不可多服，对于血虚、气虚者，或是痈疽已溃者，不可妄用。

2. 如果是因血热实盛所致之呕吐，漏下赤白，或是阴液亏虚所致之虚火上炎、阴虚阳亢之头痛，应谨慎服用。

二、清热药

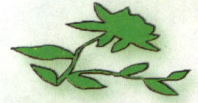

1. 大青叶

性味
功效

1. 清热解毒

2. 凉血消斑

【性味】苦，寒

【归经】心、胃、肝、肺经

四气	升	降	浮	沉	→	药主升浮
	入肺能升	入肾能降	质轻能浮	质重能降		能升能降 药主沉降

五味	甘	苦	酸	辛	咸
	能缓	能下	能摄	能散	能润

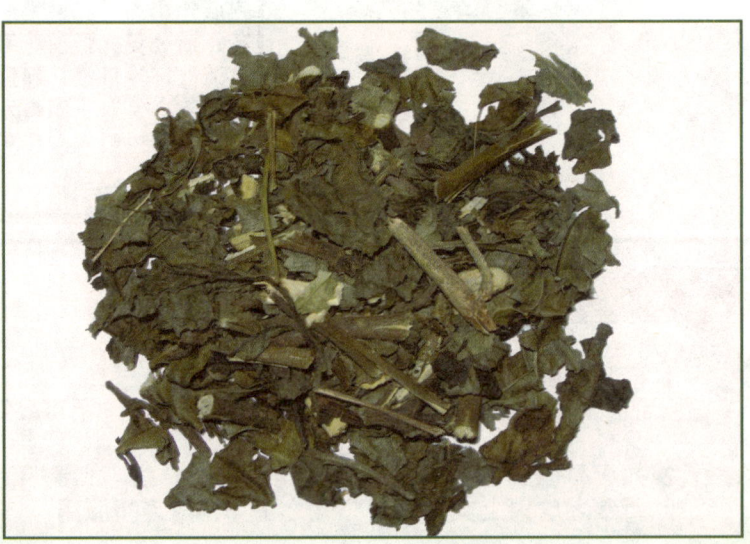

【参考用量】约10～15克。

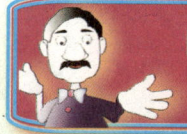

【主治】高热烦渴，神昏，斑疹，吐血，衄血，湿热黄疸，泻痢。

高热烦渴：

大青叶，味苦气寒，为清热解毒之上品，专主温邪热病，实热蕴结，及痈疡肿毒等证，可以服食，可以外敷，其用甚广，又能杀虫，疗诸虫毒痈者。

盖百虫之毒，皆由温热凝结而成，故凡清热之品，即为解毒杀虫之品。又凡苦寒之物，其性多燥，尚有热盛津枯之病，苦寒在所顾忌，而蓝之鲜者，大寒胜热而不燥，尤为清火队中驯良品也。

重点说明

大青叶与板蓝根皆属同一种植物（菘蓝），大青叶为其叶，板蓝根为其根，两者皆用于清热解毒。

高热烦渴，神昏，斑疹：

大青叶可与银花、荆芥、牛蒡子等辛凉解表、清热解毒药配用。

吐血，衄血：

大青叶常配伍栀子、紫草以凉血消斑，解毒除热。

湿热黄疸，泻痢：

大青叶可配伍茵陈、大黄、栀子等，现代用治病毒性肝炎。

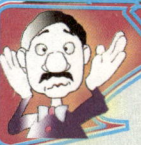

再次提醒

1. 大青叶性味苦寒，对于脾胃虚寒者，应谨慎服用。如果多服久服，则容易导致腹泻。

2. 服用大青叶，应中病即止，多服则损人真气。

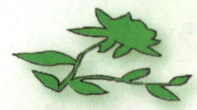

2. 天花粉

性味
功效

1. 生津润肺

2. 清热化痰

3. 消肿排脓

【性味】甘、微苦，微寒

【归经】肺、胃经

四气	升	降	浮	沉	
	入肺能升	入肾能降	质轻能浮	质重能降	药主升浮 能升能降 药主沉降

五味	甘	苦	酸	辛	咸
	能缓	能下	能摄	能散	能润

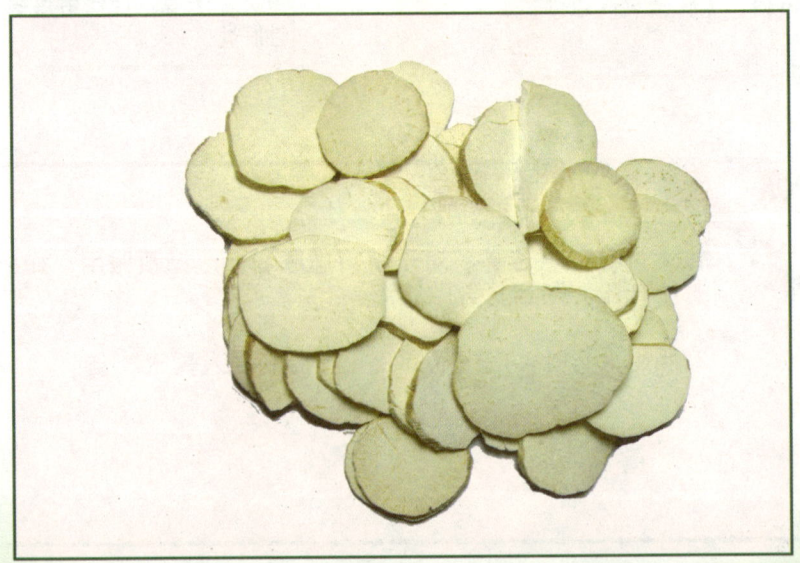

【参考用量】约5～10克。

54

【主治】肺热口渴，肺燥干咳，消渴多饮，疮疡肿毒。

肺热口渴，肺燥干咳：

花粉味苦性凉，纯阴之品，专清膈上热痰。热痰由肺受火逼，失其降下之令。此善导上焦之火下行，使肺气清则声音顿发，胃热减则消渴即除。

唇干口燥，润其精液自止；热痛诸毒，和其血脉必消。

疮疡肿毒：

如果痈疽已溃或未溃但热毒仍不散，或五疸身目俱黄而小水若淋若涩，是皆火热郁结所致，天花粉能开郁结，降痰火，并能治之。

重点说明

栝蒌的药用部位分别为：根、皮、瓤、仁等。天花粉乃是栝蒌的根，能清热化痰；消渴，便秘：栝蒌，能开胸间及胃口热痰。栝蒌皮能清肺定喘；栝蒌瓤能滋阴润燥；栝蒌仁能宣肺降气。

消渴多饮：

天花粉性寒，能治渴，从补药而治虚渴，从凉药而治火渴，从气药而治郁渴，从血药而治烦渴，乃治渴之神药也。

又曰干葛，其性辛寒，可治表渴；花粉，其性甘寒，可治里渴。

若汗下之后亡液而作渴时，不可妄服花粉；必须用人参之甘温，以生津治渴可也。

阴虚火动，津液不能上乘而作渴时，也不可妄用花粉，必须用知母之甘润以滋阴，治渴可也。

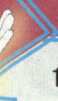

再 次 提 醒

1. 天花粉药性寒降，凡脾胃气虚所致的吐逆，阴液亏虚所致的虚劳咳嗽，如果误服，将会损伤胃气，久服必定容易导致泄泻喘咳。

2. 如果出现痰饮色白而清稀时，属于虚寒证，应谨慎服用；如果汗下过多而作渴，表示为气阴失散过多所致，此时亦应谨慎服用。

3. 玄参

性味
功效

1. 清热凉血

2. 滋阴降火

3. 解毒散结

【性味】甘、苦、咸，微寒

【归经】肺、胃、肾经

四气	升	降	浮	沉	
	入肺能升	入肾能降	质轻能浮	质重能降	药主升浮 能升能降 药主沉降

五味	甘	苦	酸	辛	咸
	能缓	能下	能摄	能散	能润

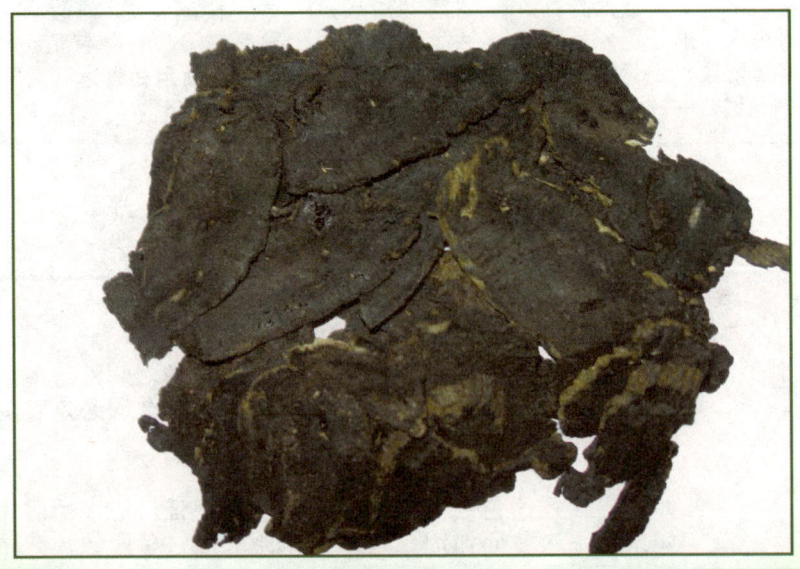

【参考用量】约5~10克。

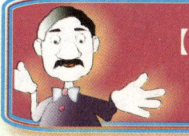

【主治】热入营血，身热烦渴，发斑，吐血衄血，咽喉肿痛，痈疡痰核，痈疽疮毒。

热入营血，身热烦渴，发斑，吐血衄血，吐血衄血：

凡头疼、热毒、耳鸣、咽痛、喉风、伤寒阳毒，皆属于无根浮游之火所致，玄参有清上澈下之功。

凡治肾虚，大有分别，肾之经虚则寒而湿，宜温补之；肾之脏虚则热而燥，宜凉补之；玄参凉润滋肾，功胜知母、黄柏，特为肾脏君药。

重点说明

玄参苦寒，能滋阴降火，常配生地黄、麦冬同用，以"增水行舟"，如增液汤。但多服则容易令人作呕。

咽喉肿痛，痈疮痰核，痈疽疮毒：

玄参味苦而甘，苦能清火，甘能滋阴，因其味甘，故降性亦缓。

玄参不仅入肾经，亦能游走肺脏，故能退无根浮游之火，散周身淤结之热。

再次提醒

1. 玄参味甘、苦而微寒，久服容易导致腹泻，如果脾胃虚寒，大便溏泻，或是血少目昏，停饮寒热，血虚腹痛，应谨慎服用。

2. 玄参虽能治疗邪热壅滞所致的咽痛，但对于风温与寒邪壅滞所致的咽痛，则不是玄参所能治，如果误服，反会壅滞邪气。

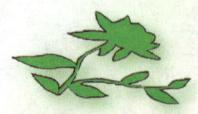

4. 白茅根

性味功效

1.清热生津

2.凉血止血

3.利尿通淋

【性味】甘，寒

【归经】心、肺、胃经

四气	升	降	浮	沉	
	入肺 能升	入肾 能降	质轻 能浮	质重 能降	药主升浮 能升能降 药主沉降

五味	甘	苦	酸	辛	咸
	能缓	能下	能摄	能散	能润

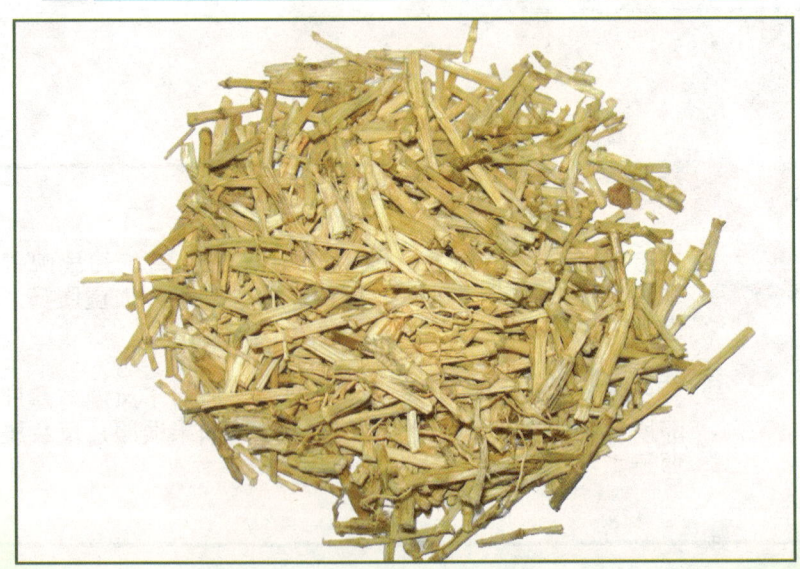

【参考用量】约15~30克。

58

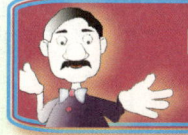

【主治】热病烦渴，胃热呕逆，肺热喘咳，血热出血，淋沥涩痛，水肿，黄疸。

热病烦渴，肺热喘咳，血热出血：

白茅根，能清热泻火，消淤利水，专理血病，凡一切吐血、衄血、黄疸、水肿等证，只要是因热因火而形成的病证，服之则热除而血即理，火退而气与水俱消。

胃热呕逆：

白茅根能治哕逆呕吐，必须是因胃火所致之实热证。

如果是因胃气虚寒而作呕逆，则必须用丁香、柿蒂来治疗，千万不可误用。

重点说明

白茅根，寒凉而味甘，能清血分之热而不伤于燥，又不粘腻，故能凉血而不虑其积痰，以主吐血呕血。

淋沥涩痛，水肿，黄疸：

白茅根，泄火降逆，其效甚捷，故又主胃火哕逆呕吐，肺热气逆喘满。

白茅根，甘寒富有脂液，虽能降逆但不苦燥，能止渴生津，清涤肺胃肠间之伏热，能疗消谷燥渴。

又能直定下焦，通淋闭而治溲血下血，并主妇女血热妄行，崩中淋带。又通利小水，泄热结之水肿，导淤热之黄疸，主要是其甘寒通泄的功效。

再次提醒

1. 白茅根，甘寒富有脂液，能滋阴清热而泻火，对于脾胃虚寒，寒饮内停，中寒呕吐者，应谨慎服用。

2. 白茅根虽能清热利尿而通淋，但对于脾肾阳虚，阴寒内盛所致的水肿，则不可误用，误服反会加重病情。

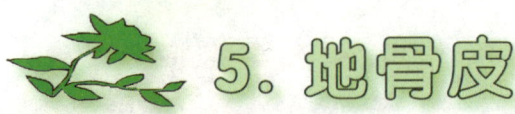

5. 地骨皮

性味
功效

1.清散虚热

2.凉血泻火

【性味】甘，寒

【归经】肺、肾经

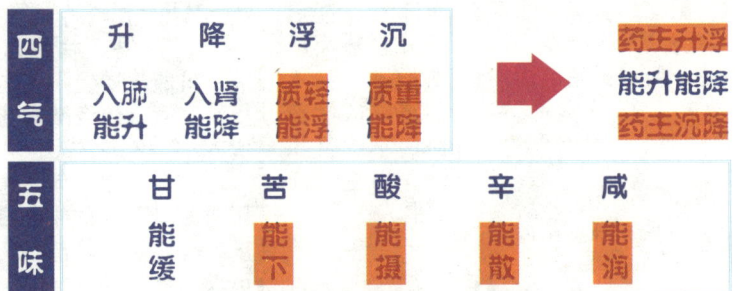

四气	升	降	浮	沉		药主升浮
	入肺能升	入肾能降	质轻能浮	质重能降	→	能升能降 药主沉降

五味	甘	苦	酸	辛	咸
	能缓	能下	能摄	能散	能润

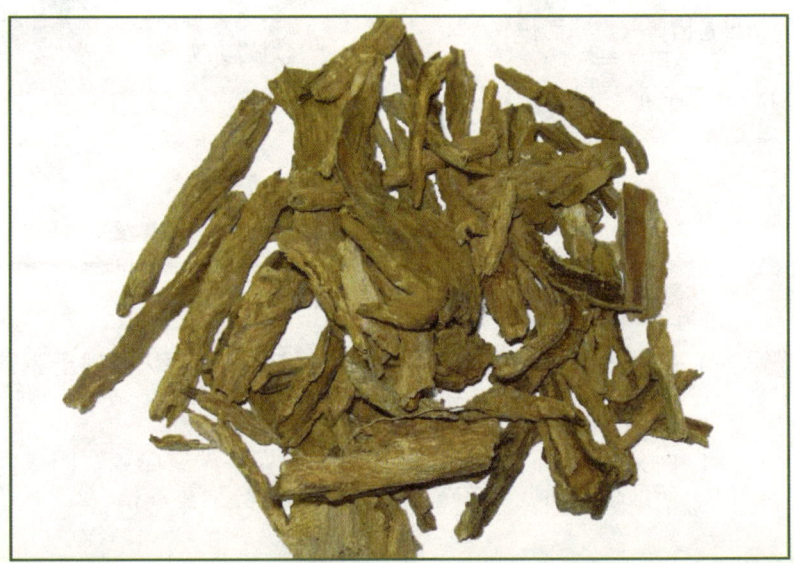

【参考用量】约15～30克。

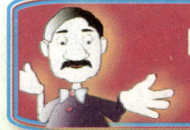

【主治】 阴虚劳热，骨蒸盗汗，肺热喘咳，吐血，衄血，尿血，消渴。

阴虚劳热，肺热喘咳：

地骨皮，味辛性寒，善入血分，凡不因风寒入里化热所致，而是邪热已经入于精髓阴分，最适宜用之。

地骨皮凉而不峻，能裕真阴之化源，而不伤元阳，可理虚劳；气轻而辛，故亦清肺。

重点说明

地骨皮与枸杞子属同一植物（枸杞），枸杞子能滋阴润燥，地骨皮则能清虚热而凉血。

骨蒸盗汗，吐血，衄血，尿血，消渴：

地骨皮，非黄柏、知母之可比，地骨皮虽入肾而不凉肾，只入肾而能凉骨，如果凉肾则必泄肾而伤胃，凉骨则反能益肾而生髓。

至于黄柏、知母，容易泄肾伤胃，因此不可多用。

地骨皮益肾生髓，但药性薄弱，如果用量太小则少有功效。

如果要退阴虚火动，骨蒸劳热之症，则应用补阴之药，配伍地骨皮或五钱或一两，始能凉骨中之髓，而去骨中之热也。

再 次 提 醒

1. 地骨皮甘寒清润，主入肺、肾，能降肺中伏火，解骨蒸肌热。治疗阴虚火旺，潮热骨蒸者，通常与鳖甲、知母、青蒿、银柴胡等清热滋阴之药同用。但地骨皮的药性薄弱，必须久服多服，方得有效，通常可用至30g。

2. 地骨皮性味甘寒，对于脾胃虚寒，寒湿泄泻，真寒假热者，应谨慎服用。

6. 侧柏叶

性味功效

1. 凉血止血

2. 生发乌发

【性味】苦、涩、寒

【归经】肺、肝，脾经

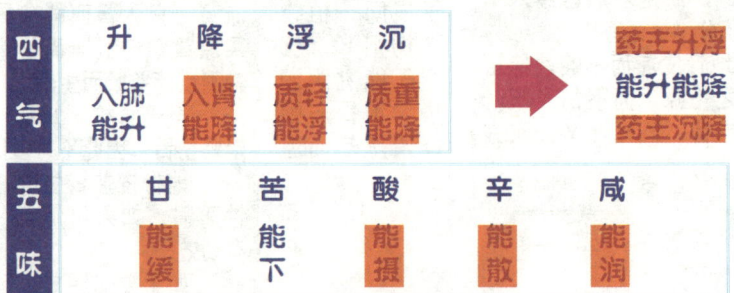

四气	升	降	浮	沉
	入肺能升	入肾能降	质轻能浮	质重能降

药主升浮
能升能降
药主沉降

五味	甘	苦	酸	辛	咸
	能缓	能下	能摄	能散	能润

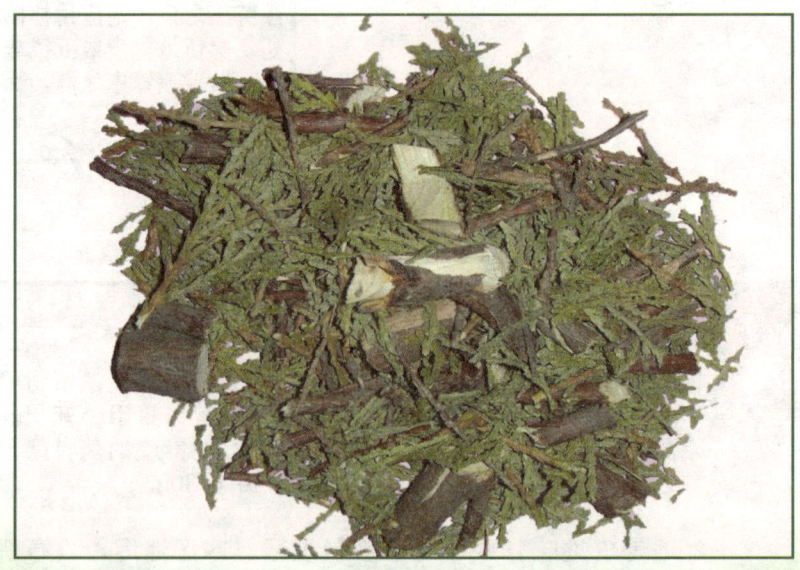

【参考用量】约10~15克。

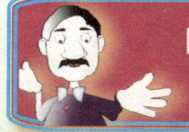

【主治】吐血，衄血，咯血，便血，崩漏下血，血热脱发，须发早白。

吐血，衄血，咯血，便血，崩漏下血：

侧柏叶，味苦而能滋阴，味涩能敛血，专清上部之逆血。又得阴气最厚，如遗精、白浊、尿管涩痛，属于阴液亏虚所致之证，可以配伍牛膝，治之甚效。

重点说明

侧柏叶，凉血止血，能清血分热邪，能降肺逆、泻肝热；兼有凉血生发之功，治疗血热脱发。以炒炭后，则收涩之性增强，能收敛止血、敛肺止咳、收敛止带，用治咳喘和带下症。

血热脱发，须发早白：

侧柏叶，止流血，去风湿之药。凡吐血、衄血、崩血、便血、血热流溢于经络者，可以捣汁，服之则立止。凡因疠节风疗，导致周身走注，痛极不能转动者，可以煮汁，饮之即定。

对于邪热内蕴，灼伤血分，或是风湿入里损伤筋脉者，可以用侧柏叶治之。

然而，由于侧柏叶苦寒多燥，虽然可以治疗因邪热炽盛所致之血热诸证，但对于阴虚肺燥所致之咳血动血者，则不可妄用。

侧柏叶可以治疗因风湿闭滞所致之痹病，但对于肝肾两亏，血枯髓败者，则不可妄用。

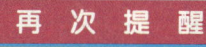

再次提醒

1. 侧柏叶为苦寒之品，不宜多服久服，否则易伤脾胃。

2. 侧柏叶适用于实热炽盛所致之血热、血燥，或是风湿入里所致之咳血、衄血等证，如果是因阴寒内盛，或是阴液亏虚所致之诸证，则不是侧柏叶所能治疗。

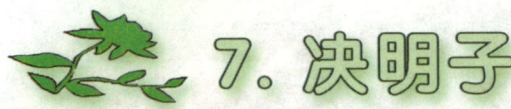

7. 决明子

性味
功效

1.清肝明目

2.益肾利水

3.通便

【性味】苦、甘、咸，
微寒

【归经】肝、肾、大肠
经

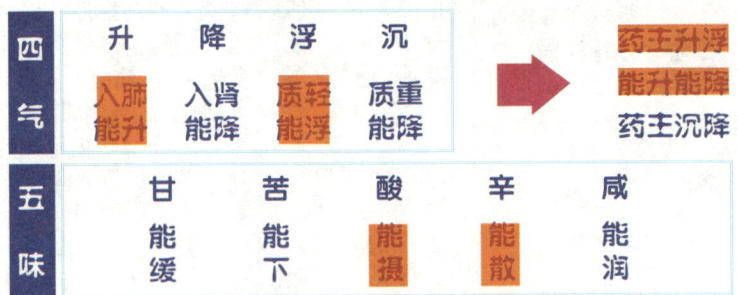

四气	升	降	浮	沉	
	入肺能升	入肾能降	质轻能浮	质重能降	药主升浮 能升能降 药主沉降

五味	甘	苦	酸	辛	咸
	能缓	能下	能摄	能散	能润

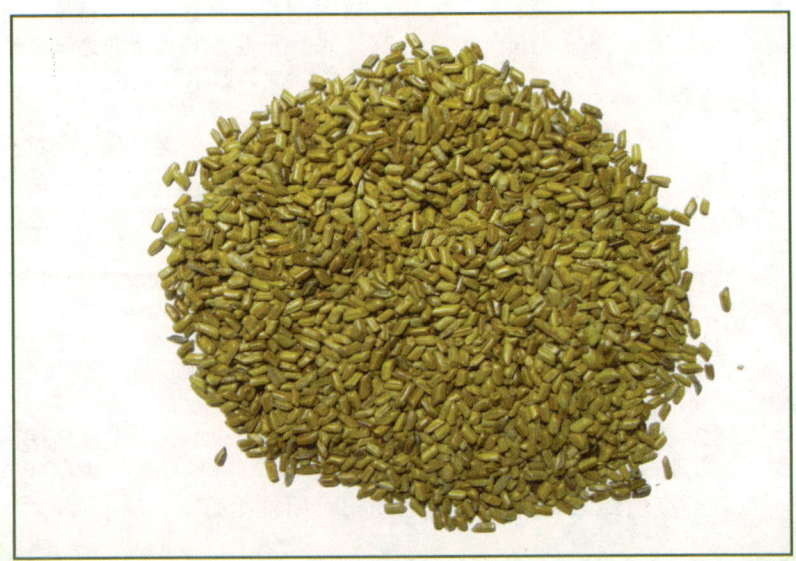

【参考用量】约15～30克。

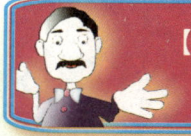

【主治】目赤肿痛，视物昏暗，小便不利，习惯性便秘。

目赤肿痛，视物昏暗：

决明子，味咸苦甘微寒，性平而无毒。咸得水汽，甘得土气，苦可泄热，平能合胃气，寒能益阴清热，属于足厥阴肝家正药，亦入于胆、肾。

肝开窍于目，瞳子神光属肾，决明子，能除风散热，凡人目泪不收，眼痛不止，多属风热内淫，以至于血不上行，治疗时应驱逐风热。

决明子苦能泄热，咸能软坚，甘能补血，力薄气浮，又能升散风邪，故为治目收泪止痛要药。

重点说明

决明子虽属药性平缓之品，如果服用过量，搜风至甚，将反会出现虚风内动之证。

小便不利，习惯性便秘：

决明子有缓下通便的作用，可单味泡茶饮或煎服。如肠燥便秘甚者，亦可与瓜篓仁、郁李仁等润肠通便药配用。

补充说明：

决明子明目，能滋益肝肾，镇潜补阴，属于培本之正治，不同于温辛散风之药，只能用于寒凉降热而不能治本，故决明子乃最为有利而无弊之品。

再 次 提 醒

1. 决明子，性味苦甘而微寒，决明的种子和叶均有毒，如果误食大量则会引起腹泻。

2. 决明子不宜久服，凡肝虚血弱者，过用则会导致虚风内扰。对于脾胃虚寒，虚弱性腹泻者，孕妇，应谨慎服用。

 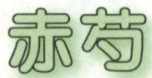 **8. 赤芍**

性味
功效

1.清热凉血

2.活血化瘀

【性味】苦，微寒

【归经】肝、脾经

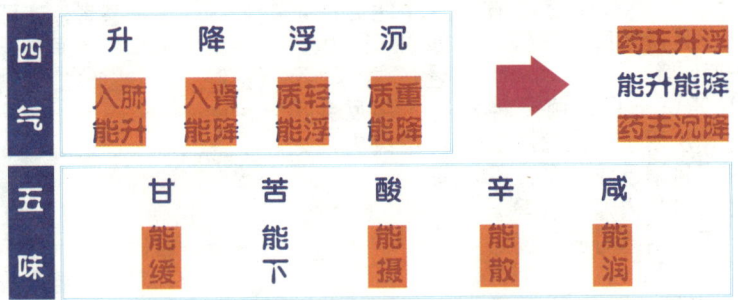

四气	升	降	浮	沉		药主升浮
	入肺能升	入肾能降	质轻能浮	质重能降		能升能降
						药主沉降

五味	甘	苦	酸	辛	咸
	能缓	能下	能摄	能散	能润

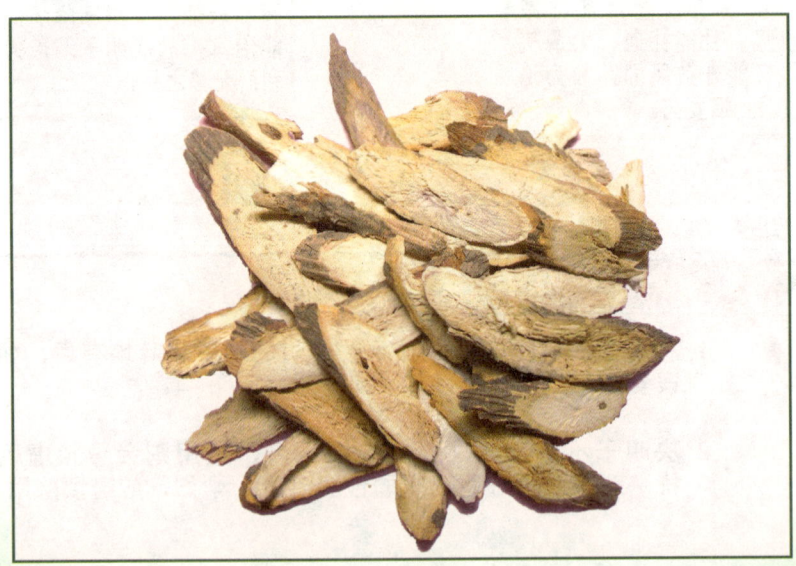

【参考用量】约5~10克。

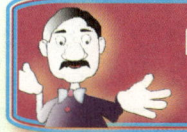

【主治】目赤肿痛，吐血衄血，发斑，痈肿疮疡，痛经，淤滞胁痛，肠风下血。

目赤肿痛：

肝开窍于目，肝有热则容易导致目赤，赤芍酸寒能凉肝，故能治目赤。

痛经：

妇人月经的运行属足厥阴肝经，赤芍色赤，赤者主破散，主通利，专入肝家血分，故主邪气腹痛，经闭。

重点说明

赤芍与白芍主治略有不同，白芍能敛阴益营，赤芍能散邪行血；白芍偏补，赤芍偏泻。

吐血衄血，发斑，痈肿疮疡：

赤芍主除血痹、破坚积。当体内血淤时则发寒热，如果血行则寒热自止；至于血痹、症瘕皆是因血凝滞而成，如果能破凝滞之血，则痹和而症瘕自消；营气不和则气血逆流于肉里，因而结为痈肿，此时如果能行血凉血，则痈肿自消。

赤芍凉肝故能顺血脉，肝主血，赤芍入肝行血，故能散恶血，逐贼血。

肠风下血：

肠风下血，是因湿热壅滞于肠血所致，赤芍能凉血，则肠风自止。

再次提醒

赤芍味苦，微寒，能破血损气，多服则损人真气。故凡一切血虚病，泄泻，产后恶露已行，少腹疼痛已止，痈疽已溃，应谨慎服用。

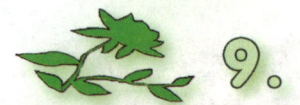

9. 金银花

性味功效

1. 清热解毒

2. 消痈散肿

3. 凉血止痢

【性味】甘, 寒

【归经】肺、心、胃经

四气	升 入肺 能升	降 入肾 能降	浮 质轻 能浮	沉 质重 能降	→	药主升浮 能升能降 药主沉降
五味	甘 能缓	苦 能下	酸 能摄	辛 能散	咸 能润	

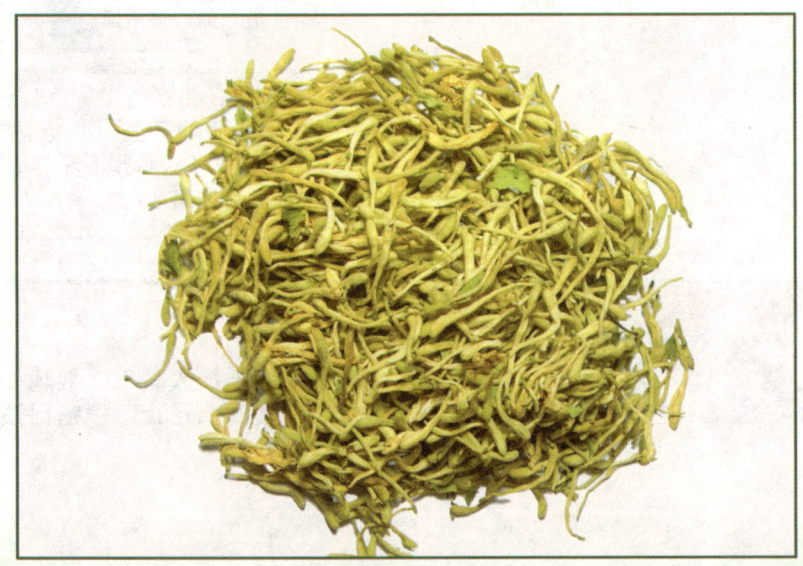

【参考用量】约10～15克。

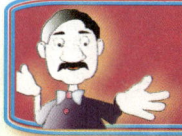

【主治】温病热盛，热毒血痢，痈疽肿毒。

温病热盛：

金银花，味甘微寒。凡因肝家血虚导致虚热内生，或是脏腑、经脉、或肉里的虚热，皆可用金银花以清其虚热，散其聚毒。

补充说明：

金银花，药性微寒，善于化毒，故治痈疽、肿毒、疮癣、杨梅、风湿诸毒。毒未成者能散，毒已成者能溃。

但因其药性缓和，用须倍加或用酒煮服，或捣汁掺酒顿饮，或研烂拌酒厚敷。若治痈疽上部气分诸毒，用一两许，时常煎服极效。

重点说明

金银花与忍冬藤皆属同一种植物（忍冬），金银花能清热解毒，忍冬藤则能祛风通络。

热毒血痢，痈疽肿毒：

金银花，气寒能解热，药力通利，芳香而甘，入脾通肺。

主下痢脓血，为内外痈肿之要药；解毒祛脓，泻中有补，为痈疽溃后之圣药。

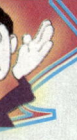

再 次 提 醒

1. 金银花属清热解毒之品，凡一切痈疽等病，无不藉此内入，取其气寒解热，力主通利，但必须多用，否则效果不彰。

2. 金银花性寒，对于脾胃虚寒者，应谨慎服用。如果多服久服，则容易导致腹泻。

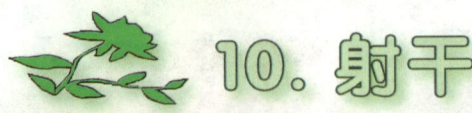

10. 射干

性味
功效

1.清热解毒

2.化痰利咽

3.消肿散结

【性味】苦、辛、寒、有毒

【归经】肺、肝经

四气	升	降	浮	沉	→	药主升浮
	入肺能升	入肾能降	质轻能浮	质重能降		能升能降 药主沉降

五味	甘	苦	酸	辛	咸
	能缓	能下	能摄	能散	能润

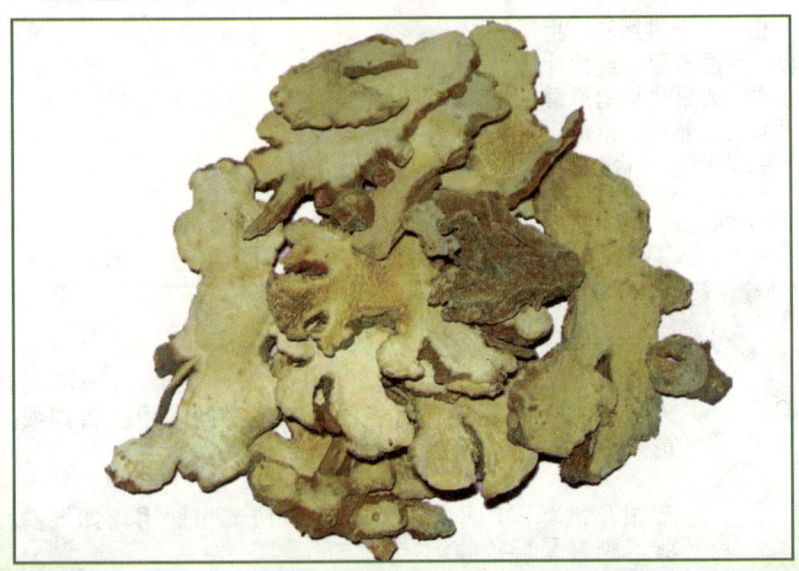

【参考用量】约10~15克。

【主治】咽喉肿痛，痰壅咳喘，痈肿疮毒。

咽喉肿痛：

射干，味苦能下泄，故善降；兼辛，故善散。

主咳逆上气，喉痹咽痛，不得消息，散结气、胸中邪逆。既降且散，益以微寒，故主食饮太热。

补充说明：

喘症通常是因肺气为邪所伤，风痰随肺气而上冲，射干入肺而能散气中之结，故风痰可消。

因此，射干能化湿痰湿热，平风邪作喘的功效十分显著，然而，射干治风火湿热，虽然可以为君，但只能暂用，而不可久用。

如果要久用，则只可为使。因为，射干有结则散结，无结则反会散气，导致传变为虚喘。

重点说明

射干能降火，故古方为治喉痹咽痛之要药，如射干麻黄汤。射干之主治，主要在于降逆开痰，破结泄热二语，足以概之。

痰壅咳喘，痈肿疮毒：

射干辛苦微寒，能泻火解毒，散血消痰。

体内毒痈之所以形成，是因血液凝聚所致；痰饮之所以积聚，又是因火热结聚所致。

射干苦能降火，寒能胜热，兼因辛味上散，火降热除，则血与痰与毒，皆可治之。

再 次 提 醒

1. 射干苦寒而有毒，服用射干，应中病即止，多服则损人真气。

2. 凡脾胃虚寒，脏腑虚寒、气弱血虚，大便溏泻，病无实热者，应谨慎服用。

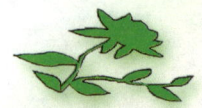

11. 淡竹叶

性味功效

1. 清热除烦

2. 利尿通淋

【性味】甘、淡、寒

【归经】心、胃、小肠经

四气	升	降	浮	沉		药主升浮
	入肺能升	入小肠能降	质轻能浮	质重能降	➡	能升能降
						药主沉降

五味	甘	苦	酸	辛	咸
	能缓	能下	能摄	能散	能润

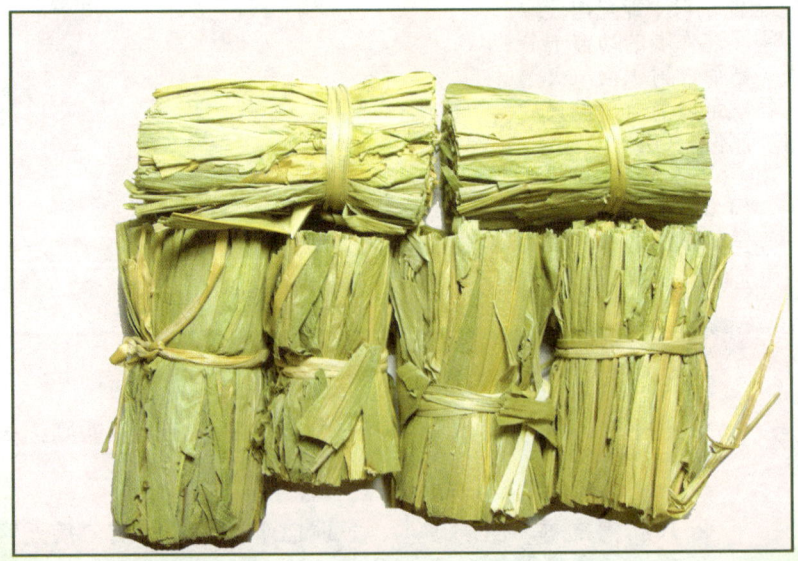

【参考用量】约10～15克。

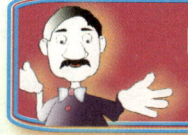

【主治】 烦热口渴，口舌生疮，牙痛，小便赤涩，淋浊。

烦热口渴，口舌生疮，牙痛：

淡竹叶，药性淡渗下降，对于邪热郁于心包络，上凌于心，导致心火不宁而烦燥的病证，由于心与小肠相通，淡竹叶气寒入于小肠，使小肠火泻，则心火亦去。

重点说明

淡竹叶与茯苓的功效颇为类似，淡竹叶主要是取其淡渗下降，性味淡渗，故能清心利小便，使烦热随小便而出。茯苓亦能淡渗健脾而利湿，使邪热随小便而出。

小便赤涩，淋浊：

淡竹叶乃清心火，利小便通淋闭之药也。

对于湿热郁于膀胱所致的小便不利的病证，淡竹叶能泻心火以及利小肠之火，兼能去膀胱湿热，所以能治之。

再 次 提 醒

淡竹叶淡渗利湿，久服容易损伤肾气，故应配伍健脾益肾药同用。对于脾胃虚寒，大便溏泻，真寒假热者，应谨慎服用。

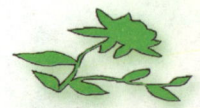

12. 紫花地丁

性味功效

1. 清热解毒

2. 凉血消肿

【性味】苦、辛，寒

【归经】心、肝经

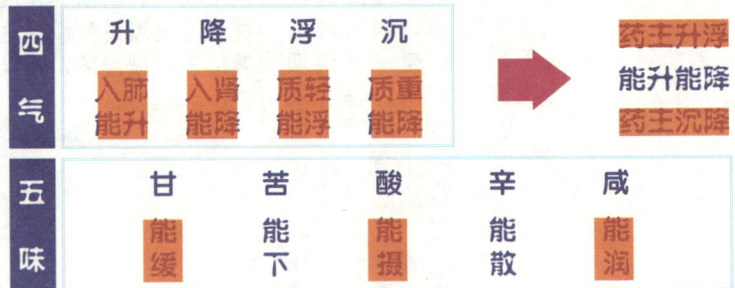

四气	升	降	浮	沉		药主升浮
	入肺能升	入肾能降	质轻能浮	质重能降		能升能降 药主沉降

五味	甘 能缓	苦 能下	酸 能摄	辛 能散	咸 能润

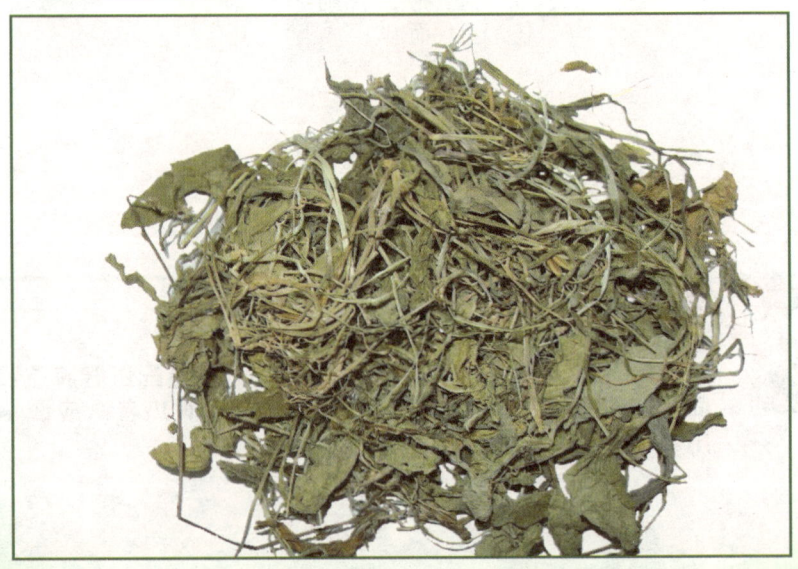

【参考用量】约15～30克。

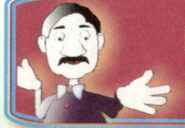

【主治】疮肿痈疽，湿热泻痢，黄疸，目赤肿痛，毒蛇咬伤。

疮肿痈疽，毒蛇咬伤：

紫花地丁，味辛苦性寒，辛能散结，既入气分，又入血分，可兼清气分、血分之热，专为痈肿丁毒通用之药，治一切痈疽发背，疗肿瘰，无名肿毒、恶疮。

然而，紫花地丁辛凉散肿，长于退热，可以用于血热壅滞、红肿毒发之外疡病。

对于阴寒邪气所致之阴疽发背寒凝诸证，则非紫花地丁所适用。

重点说明

紫花地丁苦寒，能清热解毒，现代经常以其治疗肝病。但对于肝阴亏虚严重者，应配伍滋阴药。

湿热泻痢，目赤肿痛，黄疸：

紫花地丁，《纲目》认为只能治疗外科症，但古人经常用来治疗黄疸喉痹，主要是取其泻湿除热之功效。

再 次 提 醒

1. 紫花地丁，味辛苦性寒，虽能清热解毒，却容易损伤气血。通常在毒初起及肿毒脓未尽时，可用紫花地丁解毒，当病情平复应当补养时，则不可再用。

2. 紫花地丁性味苦寒，对于脾胃虚寒者，应谨慎服用。如果多服久服，则容易导致腹泻。

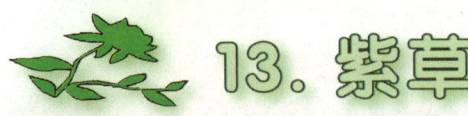

13. 紫草

性味功效

1. 凉血活血

2. 解毒消斑

【性味】苦，寒

【归经】心、肝经

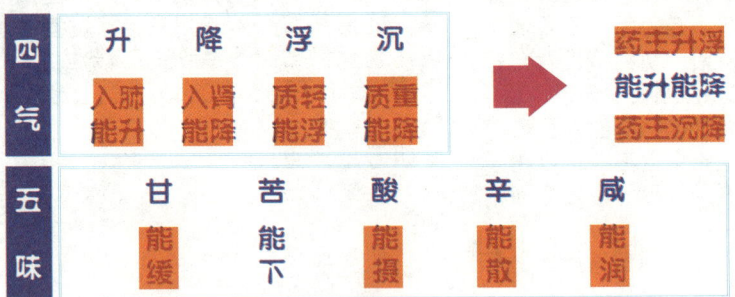

四气	升	降	浮	沉	
	入肺能升	入肾能降	质轻能浮	质重能降	药主升浮 能升能降 药主沉降

五味	甘	苦	酸	辛	咸
	能缓	能下	能摄	能散	能润

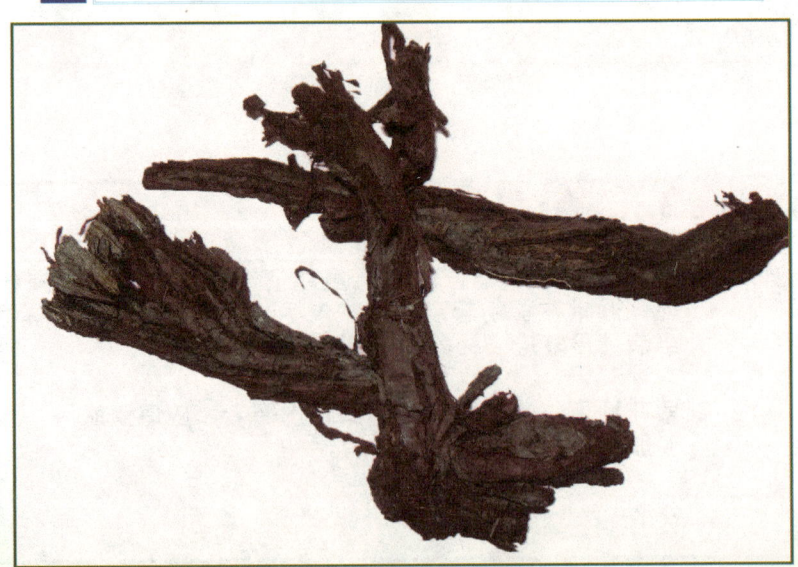

【参考用量】约10～15克。

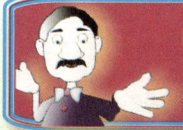

【主治】紫癜，斑疹，麻疹，吐血，衄血，黄疸，痈疽，烫伤。

紫癜，斑疹，麻疹：

紫草，善于凉血活血，利大小肠。对于痘疹欲出未出，血热毒盛，大便闭涩者，宜用之。

如果已出而紫黑便闭者，亦可用之。如果痘疹已出而红活，或白陷及大小便通利者，应当谨慎服用。

重点说明

紫草性寒，能凉血，活血，用于治疗烧伤，烫伤的紫云膏，即用紫草入药。

吐血，衄血，痈疽，烫伤：

紫草，气味苦寒，色紫入血，故能清理血分之热。古人用来治脏腑之热结，后人则专治痘疮，而兼疗斑疹，皆是取其凉血清热之功效。

对于外疡家血分实热者，以及一切血热妄行之实火病，血痢、血痔、淋血等气壮邪实诸病，皆可用之。

黄疸：

黄疸的形成，主要是因湿热在脾胃所致，只要能去湿除热利窍，则疸能自愈；邪热在内则能损伤中气，邪热清散即能补中益气。

对于腹肿胀满者，乃因湿热淤滞于脾胃，属中焦受邪之病，紫草苦寒性滑，能利九窍而通利水道，使湿热解而从小便出，则诸证自除。

再 次 提 醒

紫草性味苦寒，能通利九窍，对于脾胃虚寒，不思饮食，大便溏泻者，应谨慎服用。

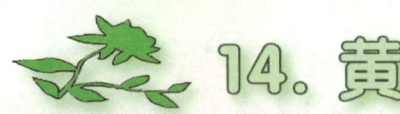

14. 黄柏

性味功效

1. 清热泻火

2. 燥湿益阴

【性味】苦，寒

【归经】肾、膀胱、大肠经

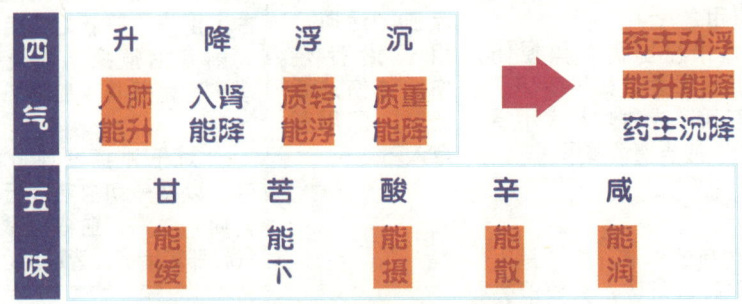

四气	升 入肺能升	降 入肾能降	浮 质轻能浮	沉 质重能降	➡	药主升浮 能升能降 药主沉降
五味	甘 能缓	苦 能下	酸 能摄	辛 能散	咸 能润	

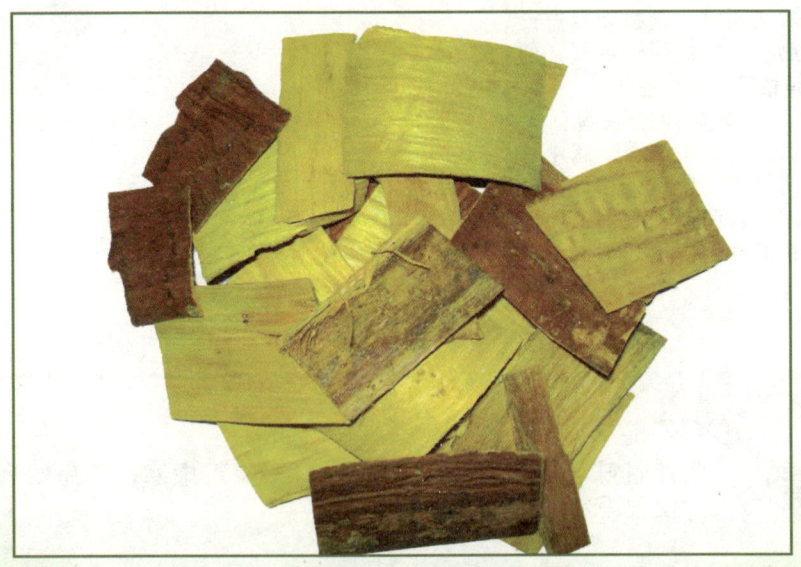

【参考用量】约5～10克。

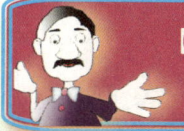

【主治】湿热泄泻，黄疸，皮肤湿疹，痈疽疮毒，目赤肿痛，淋浊，骨蒸劳热。

骨蒸劳热：

黄柏性寒，利于实热而不利于虚热。之所以能补阴，是因火先退而阴能长，并非黄柏真有补阴之功效。

目赤肿痛，淋浊：

如果上焦之火，攻发口舌，导致舌肿口破，齿牙浮动、咽喉肿疼，这是因火热上逆所致；如果下焦之火，蓄积大肠，导致下痢赤白，后重迫痛，或小便黄赤，淋沥浑浊，或癃闭不通，胀满阻塞，或脚气攻冲，呕逆恶心，或五疸壅塞，遍身发黄，这是因湿热下侵所致，以下诸证皆可以用黄柏治之。

重点说明

黄柏之所以能燥湿益阴，主要是通过清热燥湿，使湿热去，则阴液能平，并非真能滋阴。

湿热泄泻，黄疸，皮肤湿疹，痈疽疮毒：

黄柏味苦，气寒，无毒，主五脏肠胃中结热。

当阴液不足时，则邪热必壅结于肠胃；黄疸虽由湿热所致，然必发于真阴不足之人；至于肠澼痔漏，属湿热伤血所致；泄痢，滞下，属湿热干犯肠胃所致；女子漏下赤白，阴伤蚀疮，也是因湿热乘阴虚流客于下部而成；肤热赤起，目热赤痛，口疮，皆属于阴虚血热所生之病。

以黄柏至阴之气，补至阴之不足，虚则补之，以类相从，故阴回、热解、湿燥而诸证自除矣。

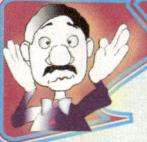

再 次 提 醒

1. 黄柏性味苦寒，虽能燥湿益阴，对于阴液亏虚，导致虚阳上亢者，仍应配伍滋阴药，以防过于苦燥而伤阴。

2. 黄柏性味苦寒，对于脾胃虚寒者，血虚，小便不禁，泄泻，应谨慎服用。如果多服久服，则容易导致腹泻。

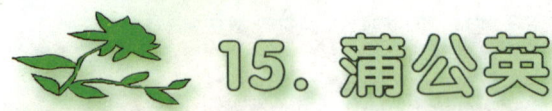

15. 蒲公英

性味功效

1.清热解毒	【性味】苦、甘，寒
2.消痈散结	【归经】肝、胃经

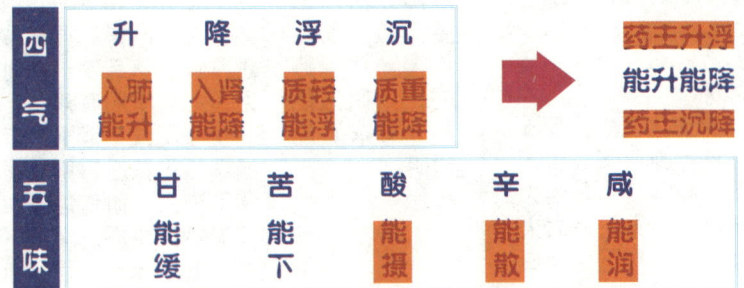

四气	升	降	浮	沉	→	药主升浮
	入肺能升	入肾能降	质轻能浮	质重能降		能升能降 药主沉降
五味	甘 能缓	苦 能下	酸 能摄	辛 能散	咸 能润	

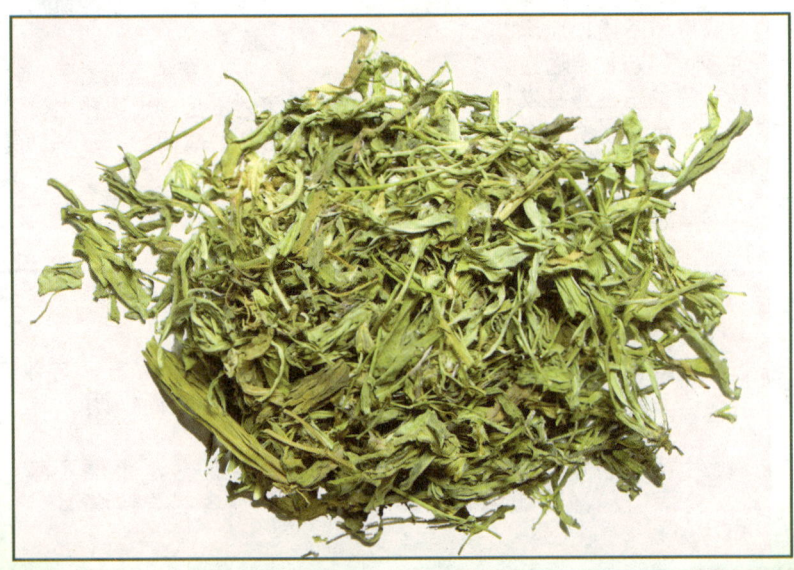

【参考用量】约10~15克。

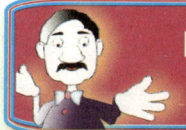

【主治】乳痈，肺痈，目赤肿痛，咽喉肿痛，胃炎，肠炎，肝炎，胆囊炎。

目赤肿痛，咽喉肿痛：

蒲公英，乃泻胃火之药，但其气甚平，既能泻火，又不损土，可以长服久服而无碍。

凡因阳明火热所致之病证，皆可大剂服之，火退而胃气自生。但其泻火之力甚微，必须多用50克，少亦25～30克，才能散邪扶正。

有人问，蒲公英泻火，只能泻阳明之火，而不能泻其他各经之火，火热岂可尽消？

曰：火之最烈者，不外是阳明经之炽焰，只要阳明之火能降，则各经余火无不尽消。

重点说明

蒲公英，能入阳明胃、厥阴肝，凉血解热，故为治乳痈、乳岩之要药。缘乳头属肝，乳房属胃，乳痈、乳肿，多因热盛血滞，用此直入二经，外敷散肿臻效，内消须同夏枯草、贝母、连翘、白芷等药同治。

乳痈，肺痈：

蒲公英，其味甘平，其性无毒，当是入肝入胃，解热凉血之要药。

乳痈属肝经，妇人经行后，肝经主事，故主妇人乳痈。

蒲公英，其性清凉，治一切疔疮、痈疡、红肿热毒诸证，可服可敷，颇有应验，而治乳痈、乳疮、红肿坚块，尤为捷效。

再次提醒

1. 蒲公英性味苦寒，虽不如黄连之峻猛，久服仍会损伤脾胃之气，故应配伍健脾补气药。

2. 对于脾胃虚寒者，泄泻，里无实热壅滞者，应谨慎服用。

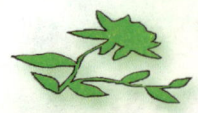

16. 芦根

性味
功效

1. 生津止渴

2. 清热除烦

3. 利尿

4. 透疹

【性味】甘，寒

【归经】肺、胃、膀胱经

四气	升	降	浮	沉		药主升浮
	入肺能升	入膀胱能降	质轻能浮	质重能降	→	能升能降
						药主沉降

五味	甘	苦	酸	辛	咸
	能缓	能下	能摄	能散	能润

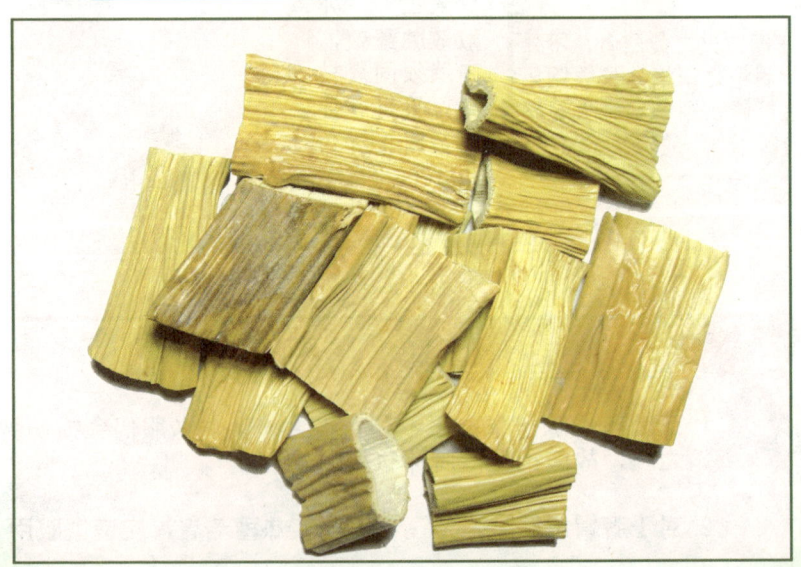

【参考用量】约15～30克。

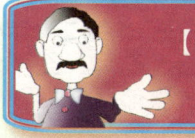

【主治】肺热咳嗽，肺痈吐脓，热病烦渴，胃热呕哕，热淋，麻疹。

肺热咳嗽，肺痈吐脓：

芦根，味甘气寒，能入胃而解热养阴，使脾阴能达于肺，而脾阴亦得下降，故能除阳明燥热。

热病烦渴，胃热呕哕：

芦根，寒能清热，甘可养阴，对于胃阴不足而有火邪上逆之病证，最为适宜。

热淋，麻疹：

芦根，之所以善于发痘疹，是因其具有振发之性，善利小便的缘故。

芦根，枝体中空且生于水中，故能行水。

性凉，故能治血热妄行，善止吐血、衄血；且血亦属水，芦根能引水下行，故也能引血下行。

重点说明

芦根除能生津止渴，清热除烦之外，兼有透散之性，颇似于葛根之性，经常配伍金银花、连翘、荆芥穗等药，可治温病初起表证未解。

补充说明：

芦根，味甘气寒，能益胃而解热；甘寒更能养阴，故治胃热呕吐，为圣药也。然而，为何芦根也能治疗骨蒸肺痿？

这是因为胃之三脘皆在任脉，芦根甘寒能除胃热，能调和胃阴，使脾阴上达于肺也，故能治骨蒸肺痿。并且，当胃热清散之后，则肺阴亦能下降而调和胃阴，也就是说，芦根不仅能解热降火，亦能滋阴。

再 次 提 醒

芦根甘寒而质润，大量服用容易导致腹泻，对于脾胃虚寒，泄泻者，应谨慎服用。

三、健胃药

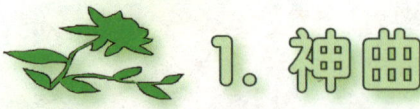
1. 神曲

由白面、杏仁、赤小豆、青蒿、苍耳、红萝六味，作饼蒸郁而成。

性味功效

1.消食化积

2.健脾和胃

3.化滞除湿

【性味】甘、辛，温

【归经】脾、胃经

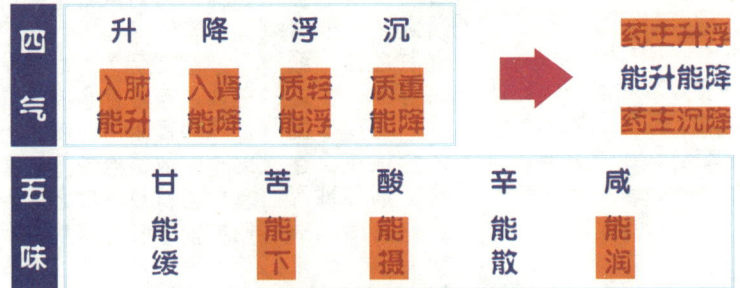

四气	升	降	浮	沉	
	入肺能升	入肾能降	质轻能浮	质重能降	药主升浮 能升能降 药主沉降

五味	甘能缓	苦能下	酸能摄	辛能散	咸能润

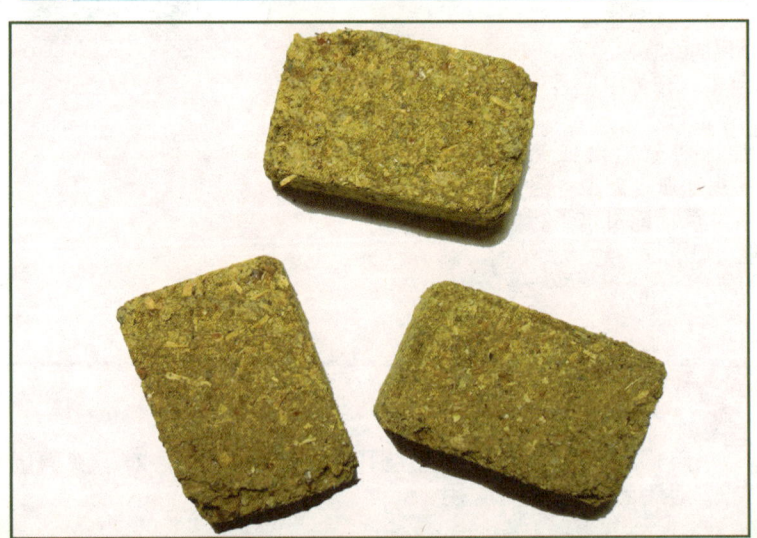

【参考用量】约10～15克。

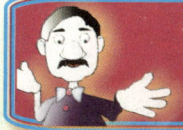

【主治】脘腹胀满，饮食停滞，食欲不振，呕吐泻痢。

脘腹胀满，饮食停滞：

神曲味甘气平，炒黄入药，善助中焦土脏，健脾暖胃，消食下气，化滞调中，逐痰积，破症瘕，运化水谷，除霍乱胀满呕吐，其气腐，故能除湿热，其性涩，故又止泻痢。治疗女人胎动因滞，治小儿腹坚固积。

重点说明

神曲味道甘，炒香后，香能醒脾，甘能治胃，以此能平胃气，理中焦，用来治脾虚难以运化之病。

食欲不振，呕吐泻痢：

神曲味辛甘而气温，是由白面、杏仁、赤小豆、青蒿、苍耳、红萝六味，作饼蒸郁而成，其性六味为一，故能散气调中，温胃化痰，逐水消滞，小儿补脾，医多用此以为调治。

神曲味辛而不甚散，味甘而不甚壅，性温而不见燥也。然必须配伍补脾药同施则佳。

再 次 提 醒

1. 神曲性味甘温，体内无食积而久服，容易消人元气。脾阴亏虚，胃火炽盛，孕妇，应谨慎服用。

2. 《国药的药理学》：神曲是借其发酵作用以促进消化机能，但对于胃酸过多，发酵异常的患者，则应当绝对避免使用。

2. 麦芽

性味
功效

1. 消食化积

2. 止呕止泻

3. 通胀回乳

【性味】甘，平

【归经】脾、胃经

四气	升	降	浮	沉
	入肺能升	入肾能降	质轻能浮	质重能降

药主升浮
能升能降
药主沉降

五味	甘	苦	酸	辛	咸
	能缓	能下	能摄	能散	能润

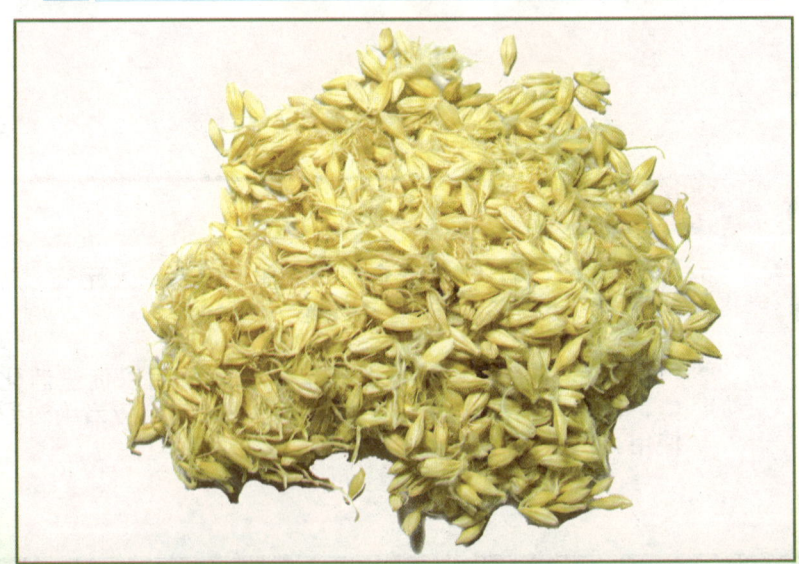

【参考用量】约15～30克。

86

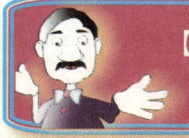

【主治】食积不消，脘腹胀满，呕吐泄泻，乳房脹痛，乳汁郁积。

食积不消，脘腹胀满：

　　麦芽，功效与米芽相同，而消化之力更胜于米芽。其发生之气，又能助胃气上升，行阳道而资健运，故主开胃补脾，消化水谷及一切结积冷气胀满。

乳房脹痛，乳汁郁积：

　　麦芽，善于消化，兼能通利二便，虽为脾胃之药，实际上亦能善舒肝气。

　　肝主疏泄，麦芽善助肝木疏泄以行肾气，故又善于催生。至于妇人之乳汁乃为血液所化生，因麦芽善于消化，微兼破血之性，故又善于回乳。

重点说明

凡麦、谷、大豆浸之发芽，皆得生升之气，达肝以制化脾土，故能消导。治疗肝气郁积等证，用之麦芽甚妙，一般人只知其能消谷而不知其能疏肝。

呕吐泄泻：

　　麦芽微咸，能行上焦之停滞之血，使营液充和而卫气通畅，更能腐化水谷，且脾主湿，血和而湿行，湿行而脾胃得以运化，并非谷芽所能比拟。

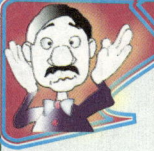

再 次 提 醒

　　麦芽虽然性味甘平，但因具消食化积之力，久食容易损伤肾气，使孕妇堕胎。对于妇女哺乳期应禁服，痰火哮喘，体内无积滞者，应谨慎服用。

87

四、温里药

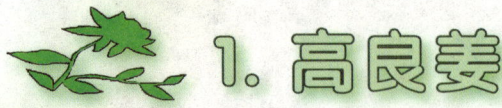

1. 高良姜

性味
功效

1. 温中散寒

2. 理气止痛

【性味】辛，热

【归经】脾、胃经

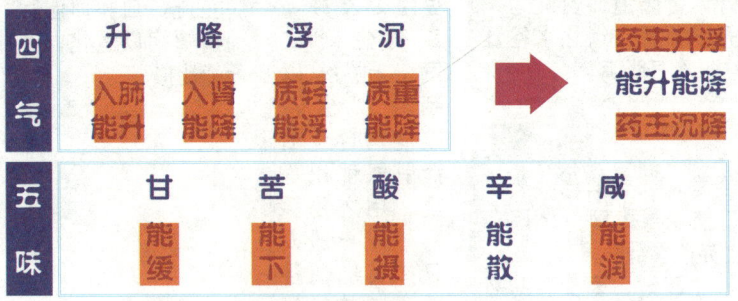

四气	升	降	浮	沉		药主升浮
	入肺能升	入肾能降	质轻能浮	质重能降	→	能升能降 药主沉降

五味	甘	苦	酸	辛	咸
	能缓	能下	能摄	能散	能润

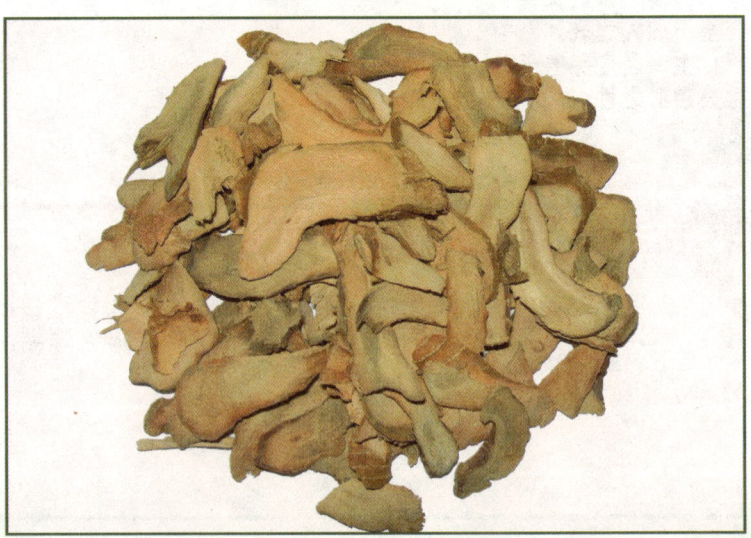

【参考用量】约5～10克。

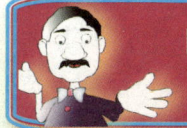

【主治】脘腹冷痛，胃寒呕吐，虚寒泄泻。

脘腹冷痛，胃寒呕吐：

高良姜大辛大温，辛热纯阳，故专主脾胃真寒重证，治胃冷气逆，霍乱腹痛者，正以霍乱皆中气大寒，忽然暴作，俄顷之间，胸腹绞痛，上吐下泻，即四肢冰冷，面唇舌色，淡白如纸，脉伏不见，冷汗如油，大肉陡削。

其病因主要是因盛暑之时，乘凉饮冷，损伤真阳，导致中气暴绝，如果不用大剂温热之品，则不能挽回垂绝之元阳。

重点说明

古方治心脾疼痛，多用高良姜，然而，如果单用、多用，则容易辛热走散，耗损冲和之气。故寒者，应与木香、肉桂、砂仁同用至三钱。热者，应与黑山栀、川黄连、白芍药同用五六分，于清火药中，取其辛温下气、止痛。

虚寒泄泻：

高良姜祛寒湿，为温脾胃之药。如果老人脾肾虚寒，泄泻自利；妇人心胃暴痛，因气怒、因寒痰者，高良姜辛热纯阳，能除一切沉寒痼冷，功效与桂、附同等。

如果不是因客寒犯胃，胃冷呕逆以及伤生冷饮食，导致霍乱吐泻者，不可轻用。

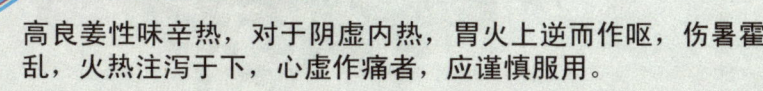

再 次 提 醒

高良姜性味辛热，对于阴虚内热，胃火上逆而作呕，伤暑霍乱，火热注泻于下，心虚作痛者，应谨慎服用。

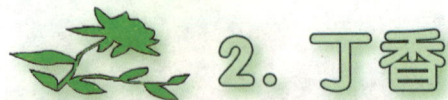

2. 丁香

性味功效

1. 温中降逆
2. 温肾助阳

【性味】辛，温

【归经】脾、胃、肾经

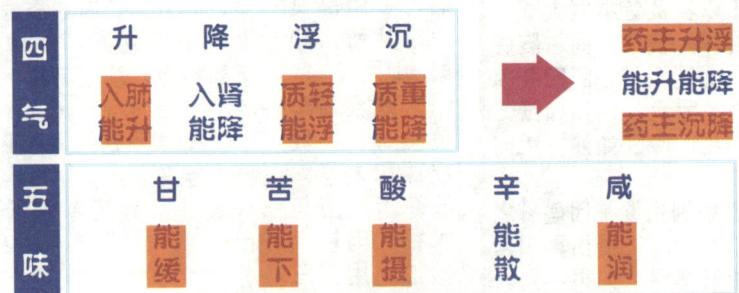

四气	升	降	浮	沉	
	入肺能升	入肾能降	质轻能浮	质重能降	药主升浮 能升能降 药主沉降
五味	甘	苦	酸	辛	咸
	能缓	能下	能摄	能散	能润

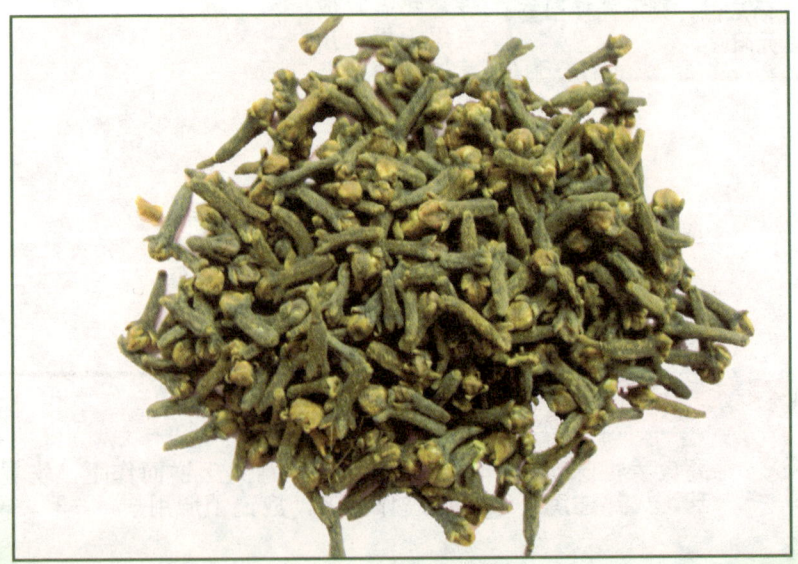

【参考用量】约5~10克。

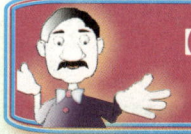

【主治】脘腹冷痛，胃寒呃逆，食少吐泻，肾虚阳痿，腰膝酸冷。

脘腹冷痛，胃寒呃逆：

丁香药性辛温，如果胃脘因寒邪积聚，凝滞气血，导致食入即呕之病，丁香可以治之。

如果是因湿热痰浊，导致食入即呕之病，则不可用。

肾虚阳痿，腰膝酸冷：

丁香辛温纯阳、药性健烈而香窜，暖胃温脾，除秽浊，属于回阳逐冷之药，温中建阳之品。

重点说明

丁香，辛温纯阳，为暖胃补命门之要剂，力直下达，故能泄肺、温胃、暖肾。不像砂仁，功效只专于温肺和中，木香只专于温脾行滞，沉香只专入肾补火，而于他脏则只能兼顾之。

食少吐泻：

丁香之所以主温脾胃、止霍乱坠胀诸证，是因饮食生冷，伤于脾胃，如果食积水饮留而不去，则表现为坠塞胀满，如果气机上涌下泄，则表现为挥霍缭乱。

丁香辛温，能暖脾胃而行滞气，使霍乱止而坠胀自消。

再次提醒

1. 丁香药性辛温芳香，虽能温中降逆，散寒止痛，但用量不可过大，不可作为主药，以防辛烈难以入口，应配伍高良姜、小茴香、肉桂等，以加强功效。

2. 丁香性味辛温而燥，容易助阳动火，对于实热证，血热，或是阴虚内热者，应谨慎服用。

3. 艾叶

性味
功效

1. 温经散寒

2. 止血止痛

3. 祛湿止痒

【性味】辛、苦，温

【归经】肝、脾、肾经

四气	升	降	浮	沉
	入肺 能升	入肾 能降	质轻 能浮	质重 能降

→ 药主升浮
能升能降
药主沉降

五味	甘	苦	酸	辛	咸
	能缓	能下	能摄	能散	能润

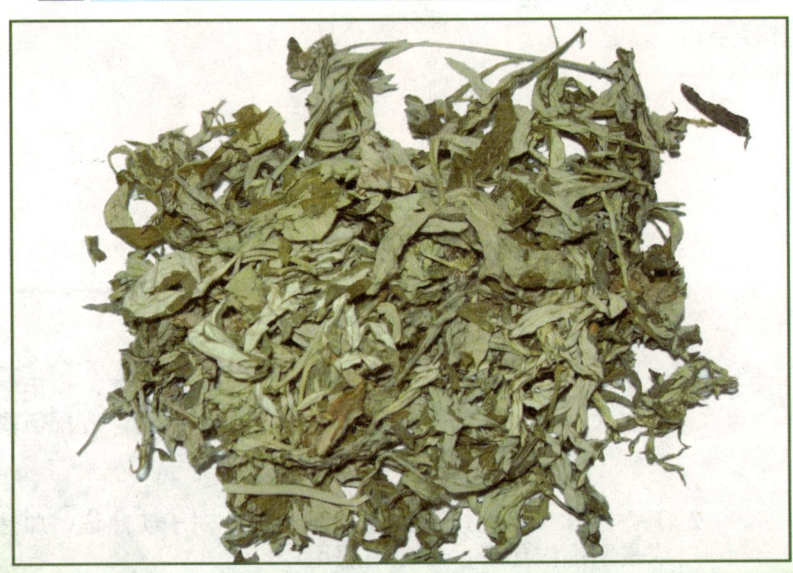

【参考用量】约10～15克。

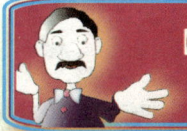

【主治】吐血，衄血，月经不调，痛经，心腹冷痛，泄泻久痢，湿疹。

泄泻久痢，湿疹：

艾叶服之则走三阴而逐一切寒湿，转肃杀之气为融和；灸之则透诸经而治百种病邪。烧则热气内行，通筋入骨，走脉流经，故灸百病，开关窍，醒一切沉痼伏匿内闭诸疾。

若气血痰饮积聚为病；哮喘逆气、骨蒸痃结、瘫痪痈疽、瘤病结核等疾，灸之立起沉痼。

如果入于丸散汤饮中，能温中除湿，调经脉，壮子宫，故妇人方中多用之。

重点说明

艾叶煎服时应当用新鲜之品，艾叶新鲜则气容易上达。

如果用作针灸外熏时应当用陈久之品，艾叶陈久则气容易下行。

补充说明：

艾叶，味辛苦而性温，有妇人欲得子，于是多服屡服之，反而引发毒性，这岂是艾叶的过错！

这是因不知血能随气而行，气行则血散，患者因平素属于热证体质而过服艾叶，导致虚火上冲的缘故。

药虽以治病，但应中病即止，不可过服。如果因平素有虚寒痼冷，湿郁滞漏之证，自然可以艾和归、附诸药来治疗，如果妄意求嗣，过服辛热之艾叶，助长火势，导致火热过盛而煎熬气血，这是谁的过错呢！

再 次 提 醒

1. 艾叶辛苦而温，不可多服久服。否则其毒发则热气冲上，狂躁不能禁 ，甚至攻眼而导致疮脓出血。

2. 艾叶辛温，久服容易助阳动火，对于阴液亏虚所致的虚火上炎，或是实热血盛者，应谨慎服用。

93

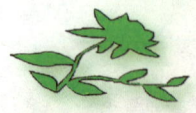

4. 吴茱萸

性味功效

1. 疏肝降气

2. 祛寒止痛

3. 温中燥湿

【性味】辛、苦，热，小毒

【归经】肝、脾、胃经

四气	升	降	浮	沉
	入肺能升	入肾能降	质轻能浮	质重能降

→ 药主升浮
能升能降
药主沉降

五味	甘	苦	酸	辛	咸
	能缓	能下	能摄	能散	能润

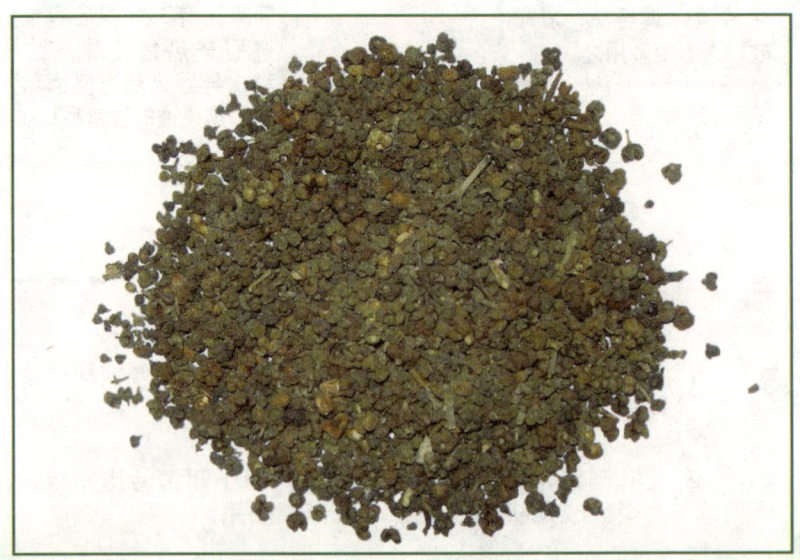

【参考用量】约5～10克。

94

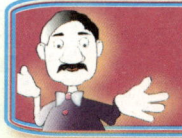

【主治】脘腹冷痛，呕吐吞酸，厥阴头痛，胁肋胀痛，痛经，寒湿泄泻。

脘腹冷痛，呕吐吞酸：

脾胃之气，喜温而恶寒，如果寒邪入于脾胃，导致脾胃不能运化，症状表现为冷实不消，或为腹内绞痛，或寒痰停积，以至于气逆发咳，五脏不利。

吴茱萸辛温，能暖脾胃而散寒邪，则脾胃自温，气机自下，而诸证悉除。

重点说明

吴茱萸有小毒，入汤药后气味不甚佳，用量不可太大，否则容易损伤肝阴。

厥阴头痛，胁肋胀痛：

吴茱萸下气最为迅速，能宣散郁结，治肝气郁滞，寒浊下踞，以致腹痛疝瘤等疾，或因病邪下行至极而上逆，以至于呕吐吞酸胸满诸病，吴茱萸皆可治之。

寒湿泄泻：

吴茱萸之所以能治肾泄，并不是藉其祛寒的功效，而是借其性燥而能去湿。

肾恶燥，肾阳虚衰时，如果泄泻日久则容易导致水湿积聚于肾，吴茱萸性燥，入肾，能逐其水而外走于膀胱，不致走于大肠，故能治肾泄。

再 次 提 醒

1. 吴茱萸药性味辛苦而热，有小毒，不宜多服久服，多食则走气动火，昏目发疮，又会导致脱发。对于体内无寒湿滞气，或是阴虚火旺者，应谨慎服用。

2. 《本草经疏》：呕吐吞酸属胃火者不宜用；咳逆上气，非风寒外邪及冷痰宿水所致者不宜用；腹痛属血虚有火者不宜用；赤白下痢，因暑邪入于肠胃，而非酒食生冷、停滞积垢者不宜用；小肠疝气，非骤感寒邪及初发一二次者不宜用；霍乱转筋，由于脾胃虚弱冒暑所致，而非寒湿生冷干犯肠胃者不宜用；一切阴虚之证及五脏六腑有热无寒之人，法所咸忌。

1. 薤白

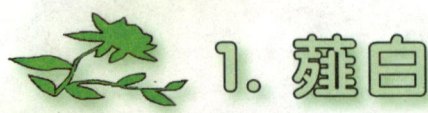

性味
功效

1. 通阳散结

2. 理气宽胸

【性味】辛、苦，温

【归经】肺、胃、大肠经

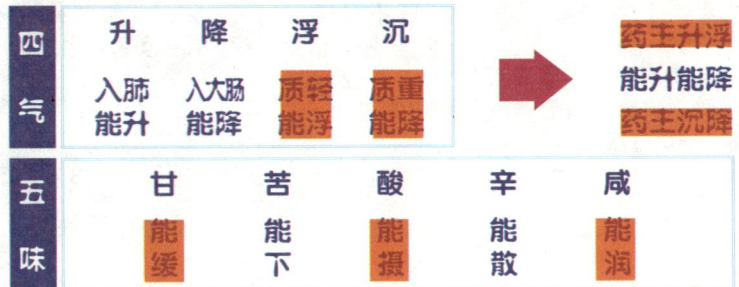

四气	升	降	浮	沉	药主升浮
	入肺 能升	入大肠 能降	质轻 能浮	质重 能降	能升能降 药主沉降

五味	甘	苦	酸	辛	咸
	能缓	能下	能摄	能散	能润

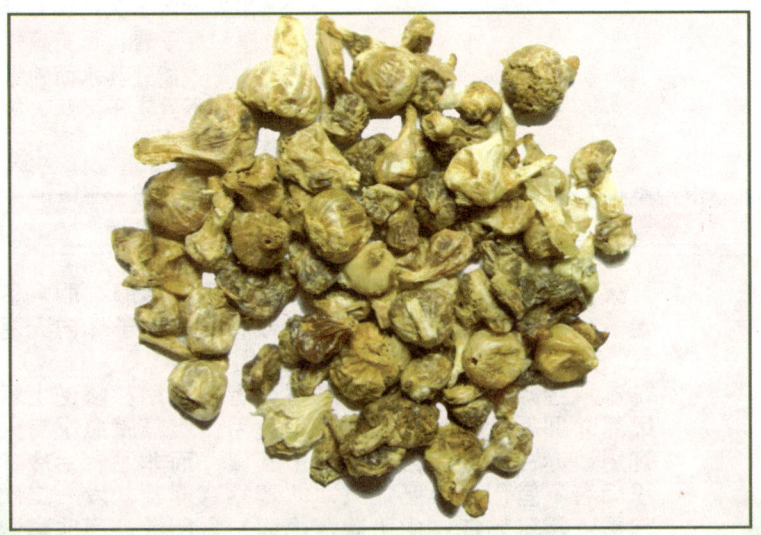

【参考用量】约5～10克。

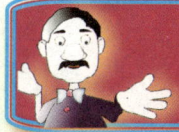

【主治】胸痹背痛，胸脘痞闷，咳喘痰多，泄痢后重，白带，症瘕痈肿。

胸痹背痛，胸脘痞闷，咳喘痰多：

肺有病则气逆，导致浊气不降，故胸膈痹塞；肠有病则气陷，导致清气不升，故肛门重坠。

薤白，辛温通畅，善散通滞，故痹者下达而变冲和，重者上达而化轻清。主治：断泄痢，除带下，安胎妊，散疮疡，疗金疮，下骨鲠，止气痛，消咽肿，皆是因薤白能条达气机，通散凝郁的缘故。

重点说明

白葱白，药性较好，虽有辛味，能补而美，不荤五脏。

赤葱白主金疮及风，苦而无味。

泄痢后重，白带：

薤白味辛苦而性温，味辛则散，散则能使在上之寒滞立消；味苦则降，降则能使在下之寒滞立下；气温则散，散则能使在中之寒滞立除；体滑则通，通则能使久痼之寒滞立解。

是以下痢可除，淤血可散，喘急可止，水肿可敷，胸痹刺痛可愈，胎产可治，汤火及中恶猝死可救，实通气、滑窍、助阳之佳品。

症瘕痈肿：

患金疮疡败，通常是因皮肌经脉虚寒所致，薤白辛温，从内达外，故能治之。

再 次 提 醒

薤白性味辛苦而温，药性辛散滑利，多食则容易动火，昏气昏目。对于阴液亏虚所致之发热，或体内无壅滞者，应谨慎服用。

97

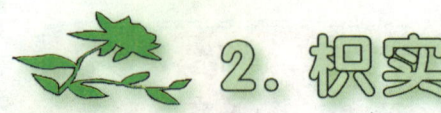 **2. 枳实**

 **性味功效**

1. 破气消积

2. 祛痰除痞

【性味】苦、辛，微寒

【归经】脾、胃、大肠经

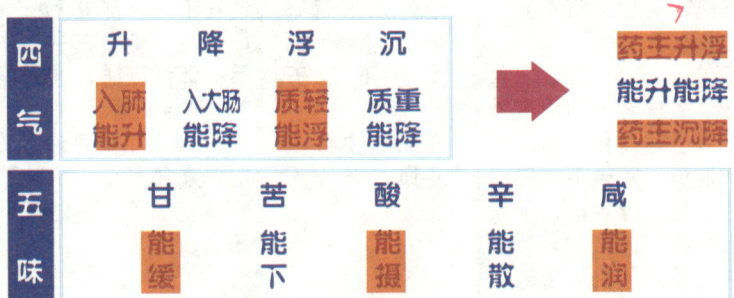

四气	升	降	浮	沉	药主升浮
	入肺能升	入大肠能降	质轻能浮	质重能降	能升能降 药主沉降
五味	甘	苦	酸	辛	咸
	能缓	能下	能摄	能散	能润

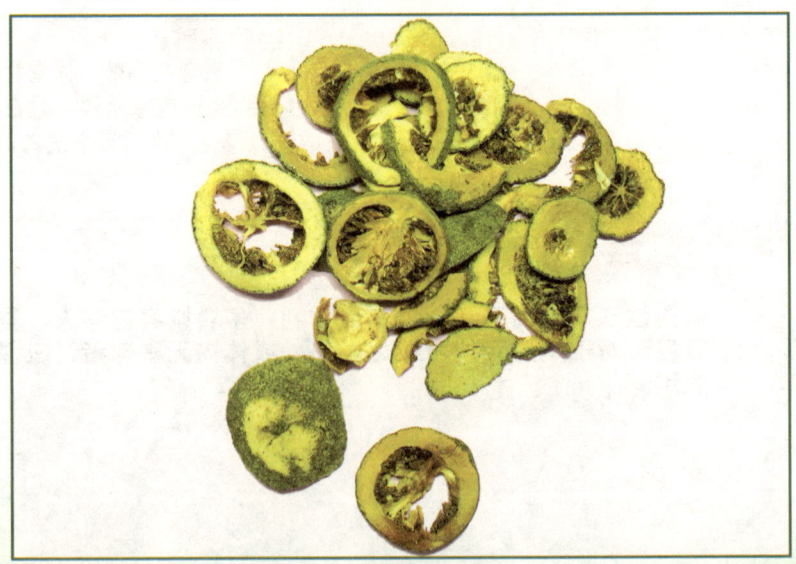

【参考用量】约5~10克。

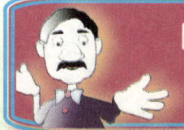

【主治】结胸痹阻，积滞痞满，脘腹胀痛，泻痢后重，大便秘结。

结胸痹阻，积滞痞满：

枳实，味苦辛，微寒，入于脾、胃、大肠经，故专泄脘胃实满，开导坚结，主中脘以治血分。疗脐腹间实满，消痰癖，祛停水，逐宿食，破结胸，通便闭，非此不能也。

如果皮肤作痒，是因淤血停滞于中，不能营养肌表；或是饮食不思，是因脾郁结不能运化，皆取枳实辛散苦泻之力，为血分中之气药，惟此称最。

重点说明

枳实，专泄胃实，开导坚结，所以张仲景下伤寒腹胀结实者，有承气汤；胸中痞痛者，有陷胸汤。

脘腹胀痛：

足阳明、太阴受病，二经气滞则不能运化精微，因而痰癖停水，以至于脘胃结实胀满。胃之上口与心相连，如果胃气壅滞，则心下亦拘急痞痛而气上逆，导致肝气则不能条达而胁痛，枳实，药性苦寒下行，气烈而速，得枳实破散冲走之力，则诸症悉除。

泻痢后重，大便秘结：

枳实虽能消导，但无补益之功。

凡因中气虚弱，劳倦伤脾，导致脘胃痞满者，应当用补中益气汤补其不足，则痞自除，不可用枳实。

如果脘胃胀满并非因实邪结于中下焦，手不可按，七八日不更衣者，不可用枳实。

挟热下痢，如果不是因燥屎留结者，不可用枳实；伤食停积，如果是因脾胃虚衰不能运化所致者，也不可随意用枳实。

对于元气壮实，有积滞者，在不得已时可用一二剂，当病已去时则应停用，以免损伤气血。

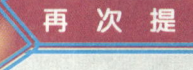

再 次 提 醒

1. 枳实性味苦辛而微寒，多服久服则大损元气，如果不属实邪壅滞者，不可妄用。

2. 对于脾胃气虚，胃肠虚弱性腹泻，虚而久病，孕妇，应谨慎服用。

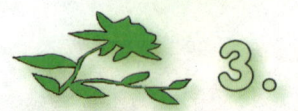

3. 槟榔

性味功效

1. 消积导滞

2. 下气行水

3. 驱虫截疟

【性味】苦、辛，温

【归经】胃、大肠经

四气	升	降	浮	沉	
	入肺能升	入大肠能降	质轻能浮	质重能降	**药主升浮 能升能降** 药主沉降

五味	甘	苦	酸	辛	咸
	能缓	能下	能摄	能散	能润

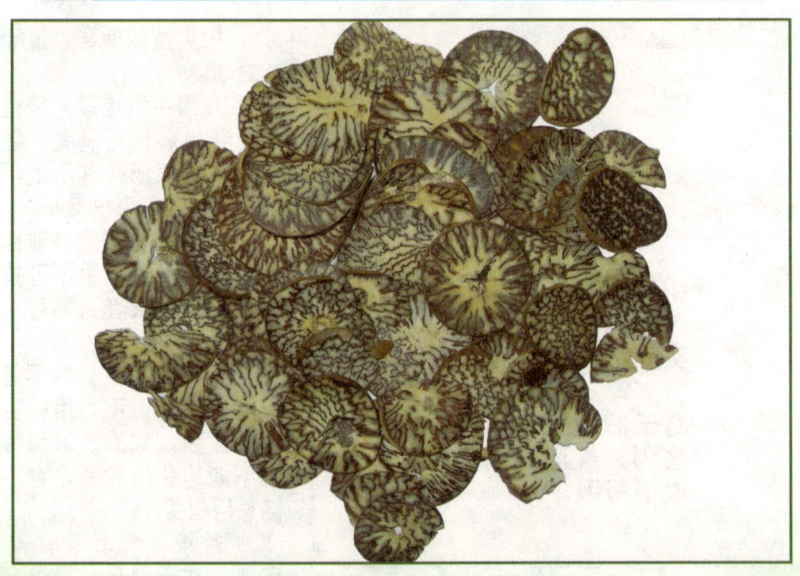

【参考用量】约5~10克。

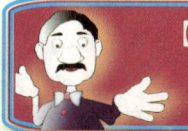

【主治】脘腹胀痛，大小便气秘，泻痢后重，脚气，水肿，疟疾、虫积。

大小便气秘：

槟榔，药性沉如铁石，能引诸药下行，逐水攻脚气。所谓破滞气而泄胸中至高之气，何也？

是因槟榔药性沉重，坠气下行，故能散郁滞之气。之所以能治里急后重如神，也是因槟榔重坠的功效，而不是取槟榔能破气。

脘腹胀痛：

巅顶至高不清而患头痛寒热，下焦后重之气不利而患积痢肠澼，或胸痛引背、两胁胀满而患喘逆不通，或气痞痰结、水谷不运而患关格腹胀，或水壅皮浮、肢体肿胀而患行动即喘；如奔豚脚气之下而上升，如五膈五噎之上而不下；或伏尸寸白虫结于肠胃之中，或疮痍癣癞流涎于肌膜之外，种种病因，都是因水谷不能运化，滞留于肠胃而致疾，槟榔能宣行通达；使气可散，血可行，食可消，痰可化，积可解。

重点说明

槟榔虽可治痢，然而只能在下痢初起时，用槟榔来下其积秽；槟榔不可用于久痢，因痢久则肠中已无积秽，如果仍以初痢之治法，则虚者益虚，而痢者益痢。

泻痢后重：

槟榔，性温而辛，故能醒脾利气，味甘兼涩，故能固脾壮气。

槟榔，入口甚涩，味涩与味酸相同，因此有补肺敛气之功效，一般人只知其下气破气，而不知其顺气敛气，可以逐邪以安正。槟榔回味甚甘，故亦能和能补。

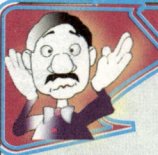

再 次 提 醒

1. 槟榔味苦辛而温，久服容易损伤 真气，多服则泻至高之气，较枳壳青皮更为严重。

2. 《本草经疏》：性能坠诸气至于下极，病属气虚者忌之，脾胃虚虽有积滞者不宜用，下利非后重者不宜用，心腹痛无留结及非虫攻咬者不宜用，疟非山岚瘴气者不宜用，凡病属阴阳两虚，中气不足，而非肠胃室滞宿食胀满者，悉在所忌。

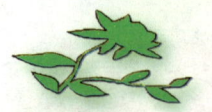

4. 青皮

性味功效

1. 疏肝破气

2. 消积化滞

【性味】苦、辛，温

【归经】肝、胆、胃经

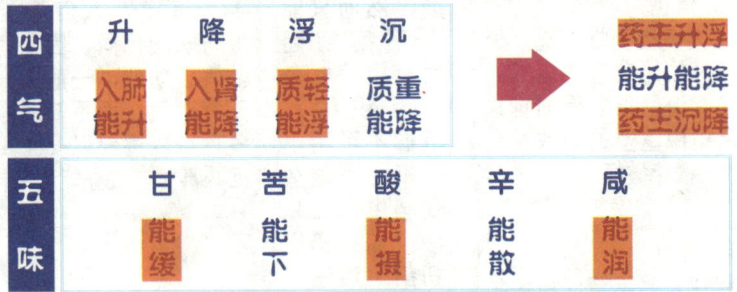

四气	升	降	浮	沉	→	药主升浮
	入肺能升	入肾能降	质轻能浮	质重能降		能升能降
						药主沉降

| 五味 | 甘 | 苦 | 酸 | 辛 | 咸 |
| | 能缓 | 能下 | 能摄 | 能散 | 能润 |

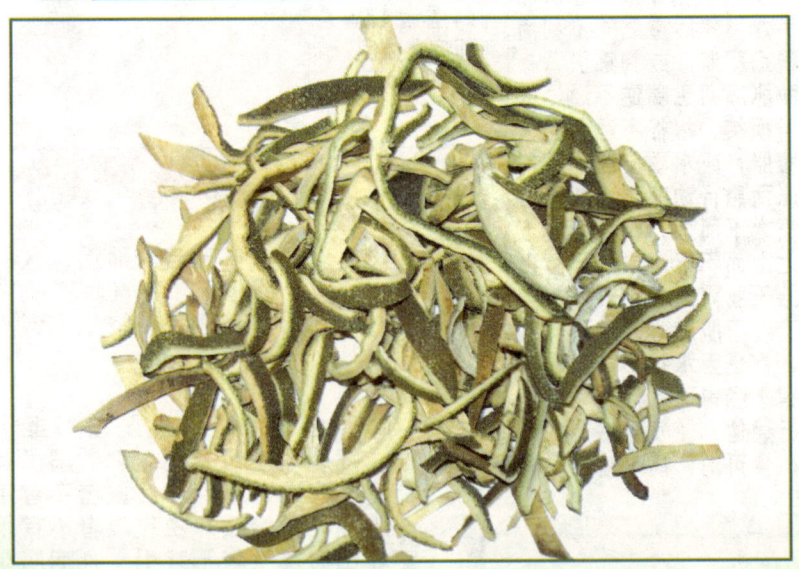

【参考用量】约5~10克。

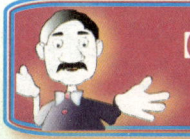

【主治】肝郁气滞，脘腹胁肋胀痛，乳房胀痛，食积内停，症瘕积聚。

肝郁气滞：

青皮乃足厥阴引经之药，能引食积入于太阴脾胃之仓，破滞削坚，主要用于治疗下焦之病，有滞气则能破滞，无滞气则反易损伤真气。

脘腹胁肋胀痛：

陈皮性味辛温更胜于青皮，故药性升而浮，能引下焦阳气上升以宣泄肺气。

青皮则味苦更胜于陈皮，故药性沉而降，能引肺阴直降于下以疏散肝气。

因此，对于阳郁于阴而不能上达时，应服用陈皮；对于阴郁于阳而不能降下时者，则应服用青皮。

重点说明

青皮，性最酷烈，削坚破滞，如果误服，立刻损人真气。故必与人参、白术、芍药等补脾药同用。

食积内停，乳房胀痛，症瘕积聚：

青皮其色青专入肝，气重兼能上行入肺，发木之郁，而助其升散，是以攻坚，破滞，除痰消痞，治胁痛，疗疟疾。

补充说明：

青皮、陈皮、枳实、枳壳，单服久服容易损伤真元，因此必须以甘补之药为君，少加辅佐，使补中兼泻，泻则兼补，才不至于偏胜而出现副作用。

再 次 提 醒

1. 青皮苦辛而温，多服久服则大损元气，如果不属实邪壅滞者，不可妄用。

2. 对于脾胃气虚，气短而喘，虚而久病，孕妇，应谨慎服用。

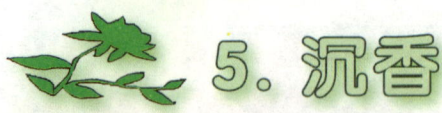

5. 沉香

1. 温中降逆

2. 行气止痛

3. 纳气平喘

【性味】辛、苦，温

【归经】肾、脾、胃经。

四气	升	降	浮	沉	→	药主升浮
	入肺 能升	入肾 能降	质轻 能浮	质重 能降		能升能降 药主沉降

五味	甘 能缓	苦 能下	酸 能摄	辛 能散	咸 能润

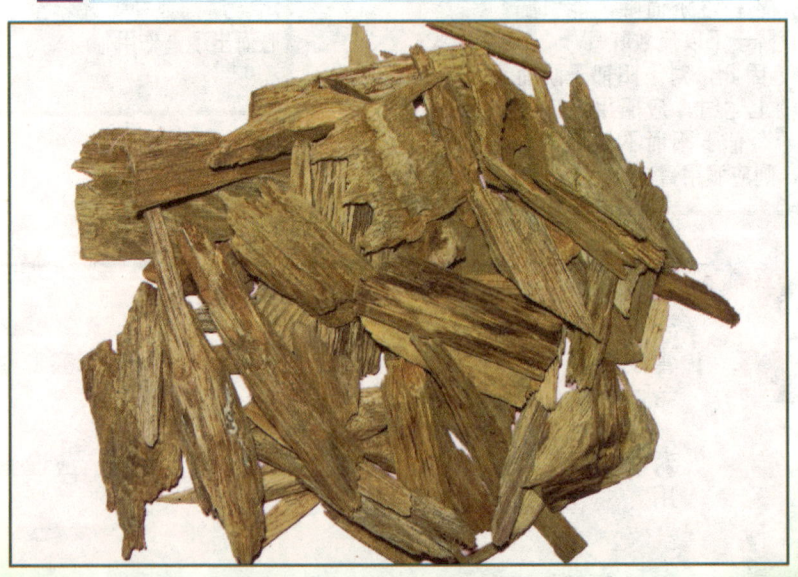

【参考用量】约5～10克。

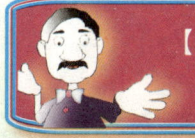

【主治】腰膝虚冷，脘腹冷痛，胃寒呕逆，气逆喘息，大肠虚秘，小便气淋。

腰膝虚冷，脘腹冷痛，胃寒呕逆：

沉香，气味芬芳，疗风水毒肿。风为阳邪，郁于经络，遇火相煽，则发生诸毒，沉香得雨露之精气，故能解风水之毒。

水肿者，脾湿也，脾恶湿而喜燥，辛香入脾而燥湿，则水肿自消。

凡邪恶气之中人，必从口鼻而入，口鼻为阳明之窍，阳明虚则恶气易入，得芬芳清阳之气，则恶气除而脾胃安矣。

沉香温而不燥，行而不泄，专于化气，诸气郁结不伸者宜之，扶脾达肾，摄火归原。主大肠虚秘，小便气淋，及痰涎血出于脾者为之要药。

重点说明

诸木皆浮，而沉香独沉，故能下气而坠痰涎，能降亦能升，故能理诸气而调畅中焦气机。

大肠虚秘，小便气淋：

沉香性温而不燥，能行气而不泄气，善于化气通滞，主治诸气郁结之证，能达肾而导火归元，有降气之功效，而不至于耗损气血。主大肠虚秘，小便气淋，及痰涎。

气逆喘息：

沉香降逆气而决痰涎，功效犹如破竹；祛恶气而行积聚，力量可抵刺犀角；虽说是能温中，实际上乃是补益肾火；虽能降气，却不致损伤真气；大肠气闭可通，小便气淋可利。

再 次 提 醒

1. 沉香性味辛苦而温，对于阴虚火旺，中气虚损而下陷者，应谨慎服用。

2. 如果寒湿停滞于下部，可用沉香配伍舒经药，驱除邪气；如果跌扑损伤，可以此佐和血药，能散淤定痛；如果怪异诸病，可以此佐攻痰药，则能降气安神。

6. 檀香

性味功效

1. 行气止痛

2. 祛寒解郁

【性味】辛，温

【归经】脾、胃、肺经

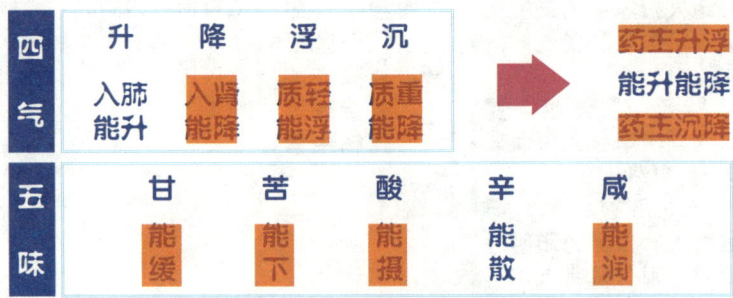

四气	升	降	浮	沉	
	入肺能升	入肾能降	质轻能浮	质重能降	药主升浮 能升能降 药主沉降

五味	甘	苦	酸	辛	咸
	能缓	能下	能摄	能散	能润

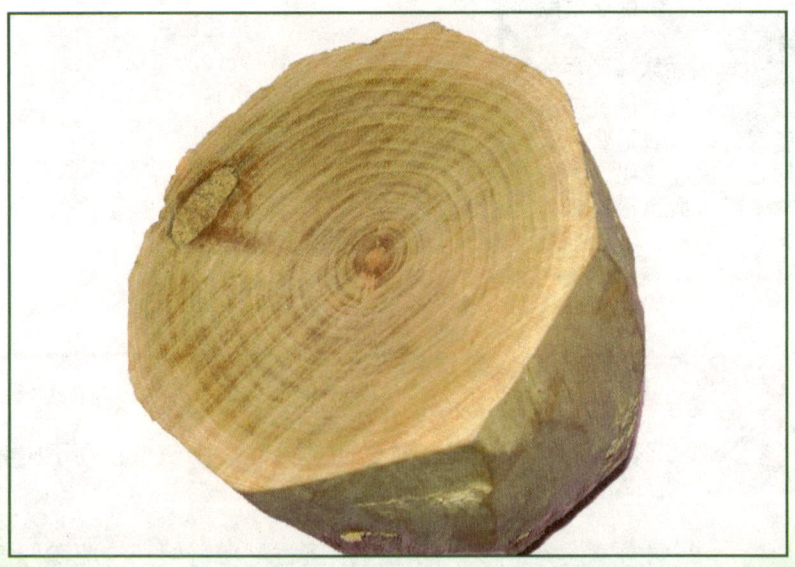

【参考用量】约5～10克。

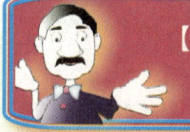

【主治】胸腹胀满，噎膈吐食，寒疝腹痛，霍乱吐泻，毒肿。

胸腹胀满，噎膈吐食：

檀香，气味辛温，对于冷气上结所致的饮食不进，气逆上吐，抑郁不舒诸证，檀香能引胃气上升，且能散风辟邪，消肿止痛。功效专入于脾与肺，不像沉香主降而能引气下行。

重点说明

白檀香辛温，属气分之药，能理卫气而调脾肺，利胸膈；紫檀香咸寒，属血分之药，能和营气而消肿毒，治金疮。

寒疝腹痛，霍乱吐泻，毒肿：

人体的元气根于肾，畅于脾胃，统于肺，由下而升，从上而降。而胸膈之上，咽喉之间，乃主气之肺。

檀香辛温，作用于胸膈之上，咽隘之间，能散寒冷邪气。

有人认为檀香能消风热肿毒，这是因风邪阻遏阳气，郁聚而形成风热肿毒的缘故，檀香能散寒祛风，故能治之。

再次提醒

檀香辛香芳烈而窜，容易助阳动火，对于阴液亏虚所致的虚火炽盛，或是虚热上扰所致之吐血咳嗽者，应谨慎服用。

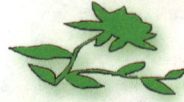

1. 车前草

性味
功效

1.凉血解毒

2.清热利尿

【性味】甘，寒

【归经】肝、肾、膀胱经

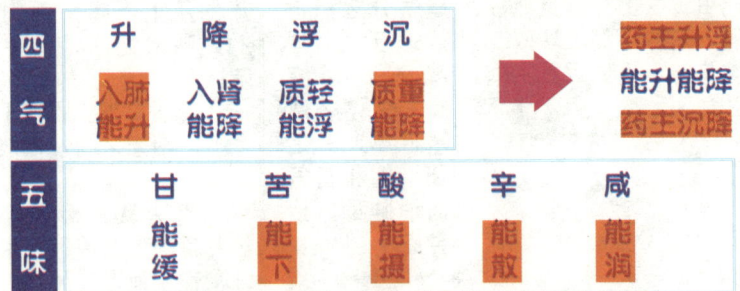

四气	升	降	浮	沉		药主升浮
	入肺能升	入肾能降	质轻能浮	质重能降	→	能升能降
						药主沉降
五味	甘 能缓	苦 能下	酸 能摄	辛 能散	咸 能润	

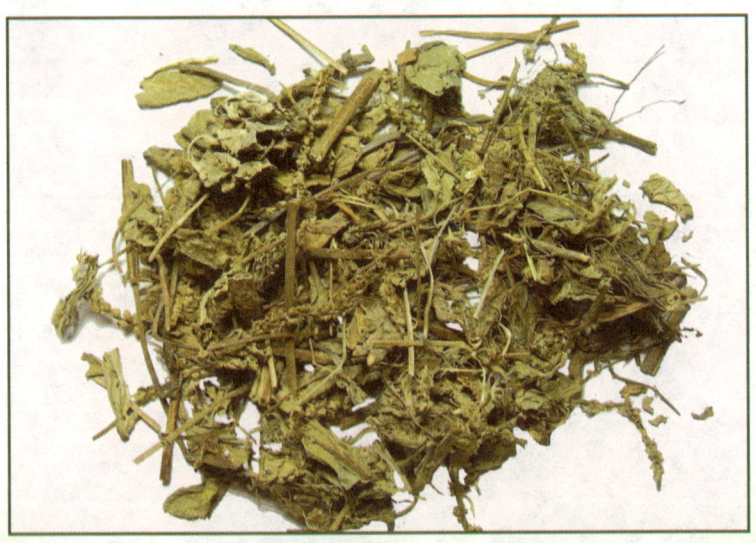

【参考用量】约10～15克。

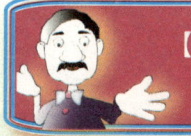

【主治】肝热目赤，咽喉肿痛，暑湿泻痢，热结膀胱，小便不利，淋浊带下，痈肿疮毒。

肝热目赤，咽喉肿痛：

车前叶，药性甘滑，能解肝与肠之热，湿热退而目清。

车前叶最能通利小便而泄耗精气，并且，这类利水的药物大多容易损伤于目。

重点说明

车前草与车前子属于同一植物，车前草甘寒滑利，长于清热利尿，其利尿作用与车前子略同，但清热作用则更胜于其子。

暑湿泻痢，热结膀胱，小便不利，淋浊带下：

车前草，甘寒滑利，善于清热利尿，其利尿作用与车前子相同，但清热作用则比车前子更强。

对于湿热蕴结，小便淋沥涩痛，可配伍木通、滑石等以清热利尿通淋；

对于血淋、尿血，可配伍生地黄、墨旱莲凉血散瘀；

对于黄疸肝炎，可配伍蒲公英、茵陈等。

再次提醒

车前草性味甘寒，性滑而利，容易走泄精气，对于肾气不固，里无湿热，寒湿体质者，应谨慎服用。

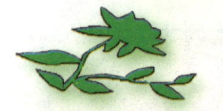

2. 佩兰

性味
功效

1. 祛湿解暑

2. 和中辟秽

【性味】辛，平

【归经】脾、胃经

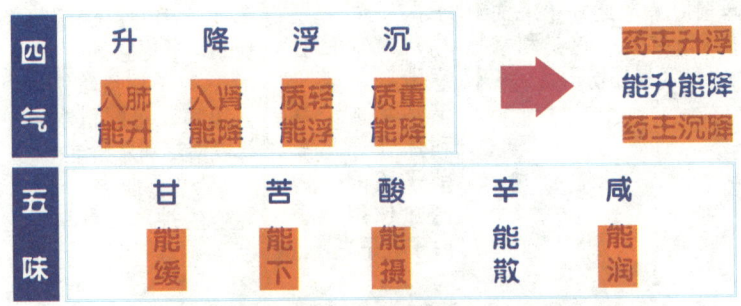

四气	升	降	浮	沉	
	入肺能升	入肾能降	质轻能浮	质重能降	药主升浮　能升能降　药主沉降

五味	甘	苦	酸	辛	咸
	能缓	能下	能摄	能散	能润

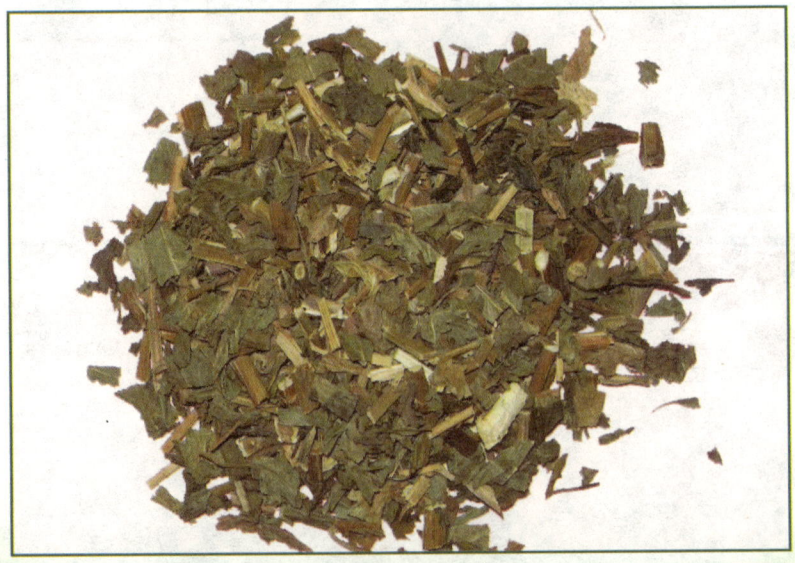

【参考用量】约5～10克。

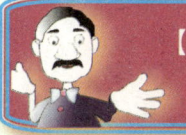

【主治】恶寒发热，头重头痛，暑湿内蕴，脘腹痞阻，口中甜腻，恶心呕吐，消渴。

暑湿内蕴，脘腹痞阻：

　　食物不外是甘、酸、苦、辛、咸五种味道，当五味入口后，蕴藏于脾胃之中，脾胃能运化食物五味的精气，化生津液，因此令人口中自觉有甘味，这主要是来自于肥美食物。

　　如果甘味之气蕴积日久，化湿化热而上溢，则传变为消渴证（糖尿病），佩兰辛能发散，可以荡涤郁结于胃之邪热，肃清肠胃，此时应用佩兰来除胃中之陈腐之气。

重点说明

佩兰，功效类似于泽兰，而辛香之气则过之，故能解郁散结，杀蛊毒，除陈腐。泽兰治水之性较优，佩兰则以理气之功为胜。

消渴：

　　消渴，治之以兰，除陈气也。

　　盖消渴由邪热郁结于胃，兰能除陈气。可知兰草固以荡涤为功，肃清肠胃者也。

　　凡胃有陈腐之物，及湿热蕴结于胸膈，皆能荡涤而使之宣散，故口中时时溢出甜水者，非此不除。

再 次 提 醒

　　佩兰性味辛平，能散久积陈郁之气，但亦容易损伤气阴，对于阴虚血燥，脾胃气虚者，应谨慎服用。

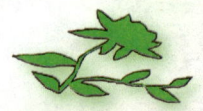

3. 萆薢

性味
功效

1.利湿去浊

2.祛风除湿

【性味】苦，平

【归经】肝、胃、膀胱经

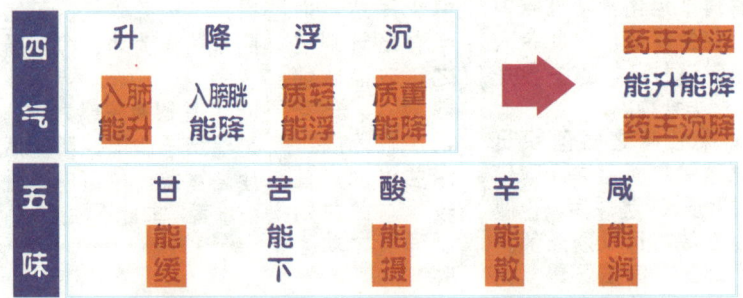

四气	升	降	浮	沉	
	入肺 能升	入膀胱 能降	质轻 能浮	质重 能降	药主升浮 能升能降 药主沉降

五味	甘	苦	酸	辛	咸
	能缓	能下	能摄	能散	能润

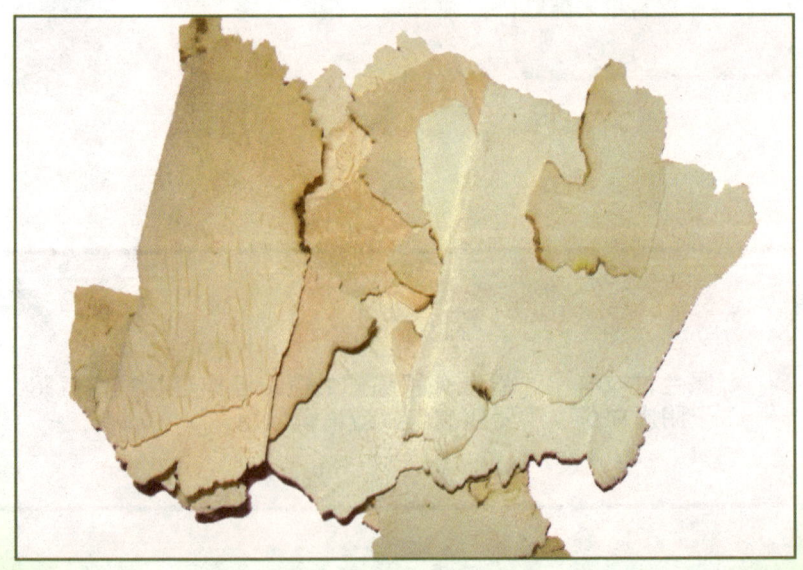

【参考用量】约10~15克。

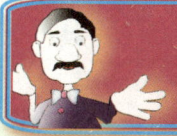

【主治】风湿痹痛，膏淋，白浊，带下，疮疡，湿疹。

风湿痹痛，膏淋，疮疡，湿疹：

萆薢，足阳明经、厥阴经药。厥阴经主筋属风，阳明经主肉属湿，萆薢之功，长于去风湿。

对于缓弱痛痹、遗浊、恶疮等属于湿气下流所致诸证，萆薢能治阳明之湿而固下焦，故能去浊分清。

补充说明：

对于大便燥结，小便频数之证，每于便时则痛不可忍，这是因大便热闭，积热腐败等物，随者水液乘虚流入小肠，因此在排便时，即疼痛难止，甚至因体内的水道不清，导致湿热蕴积，肝火炽盛，筋骨痿躄。

萆薢气味苦平，既能入肝祛风，又能引水归于大肠以通谷道，故能治之。

重点说明

肾主封藏，肾气强旺则能收摄，而水湿亦无容藏之地，萆薢善清胃家湿热，故能去浊分清。

萆薢最善于治湿，治风次之，治寒则尤其次也。

疮疡，湿疹，白浊，带下：

萆薢，性味淡薄，长于渗湿，味苦能降下，主治风寒湿痹，男子白浊，茎中作痛，女人白带，病由胃中浊气下流所致，以此入胃祛湿，其症自愈。

又治疮痒恶疡，湿郁肌腠，营卫不得宣行，以至于筋脉拘挛，手足不便，以此渗脾湿，能令血脉调和也。

再 次 提 醒

1. 萆薢性味苦平，能利湿去浊而走泄肾气，对于阴虚精滑，中气下陷而不能摄精，肾气不固小便频数，大便引急者，应谨慎服用。

2. 如果下焦没有水湿停聚而肾虚腰痛，或是因阴虚火炽，导致小便余沥未尽，茎中痛，表示为真阴不足之候，亦应谨慎服用。

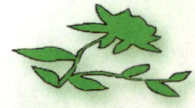

4. 灯心草

性味功效

1. 清心降火

2. 利水通淋

【性味】甘、淡，微寒

【归经】心、肺、小肠、膀胱经

四气	升	降	浮	沉	
	入肺 能升	入膀胱 能降	质轻 能浮	质重 能降	药主升浮 能升能降 药主沉降

五味	甘	苦	酸	辛	咸
	能缓	能下	能摄	能散	能润

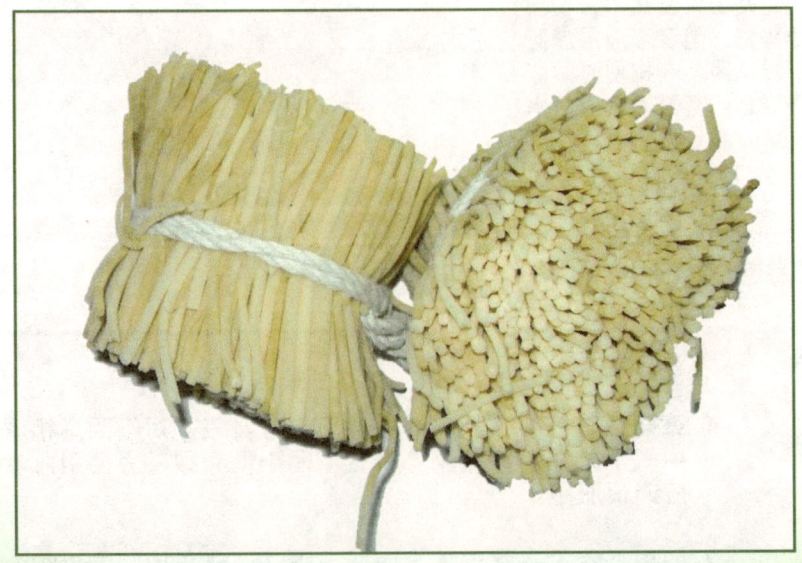

【参考用量】约15～30克。

114

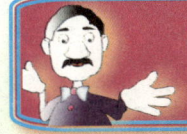

【主治】湿热黄疸，小便不利，淋病，水肿，心烦不寐，喉痹，口疮。

湿热黄疸，小便不利，淋病，水肿：

灯心草，性寒，味甘淡，气味俱轻，轻者上浮，专入于心肺；性味俱淡，淡能利窍，使上部郁积之邪热下行从小便而出。

有人怀疑灯心草乃轻淡之物，药力轻薄而忽略之，却不知轻可去实，淡主于渗，灯心草能导心肺之热，自上顺下，通调水道，下输膀胱，其药力特别专一。

重点说明

灯心草，质地轻而中通，气味甘淡，故能通利小肠热气，下行从小便而出，小肠为心脏之腑气，故灯心草亦能除心经之邪热。

心烦不寐，喉痹，口疮：

灯心草，能降心火，通气，为此味专长。心火降，则肺气下行而气通，故曰泻肺。

心主血，火降气通，则血和而水源得以通畅。小肠以下的水分穴，与膀胱水腑交会，能帮助膀胱的气化作用，因此主五淋，利阴窍。阴窍，属肝脏所主，肺气降则肝气和而阴窍得以通利。

此外，灯心草治喉痹最为迅速，也是因其降心火，下肺气，使和血散气的缘故。

再次提醒

灯心草性味甘淡而微寒，多服、久服则令人目暗，对于阴虚精滑，中气下陷而不能摄精，肾气不固所致之小便频数，心气虚急者，应谨慎服用。

5. 赤小豆

1. 清热解毒

2. 利水消肿

3. 退黄消痈

【性味】甘、酸，微寒

【归经】心、小肠、脾经

四气	升	降	浮	沉		药主升浮
	入肺 能升	入小肠 能降	质轻 能浮	质重 能降		能升能降
						药主沉降

五味	甘	苦	酸	辛	咸
	能缓	能下	能摄	能散	能润

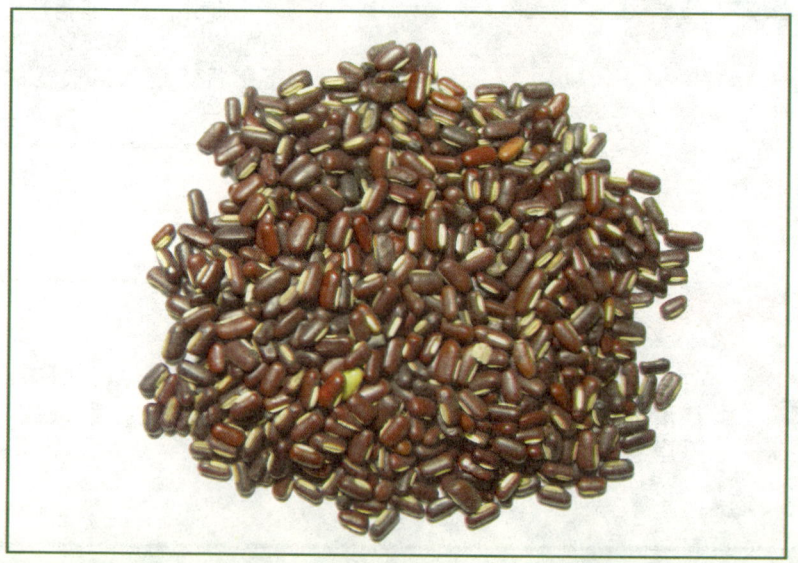

【参考用量】约10~15克。

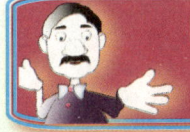

【主治】湿热黄疸，消渴，脚气，水肿，便血，肿毒疮疡。

湿热黄疸：

赤小豆利水，亦清小肠火，可使湿热从小便出，用于湿热黄疸，热淋等。

肿毒疮疡：

赤小豆外用能清热解毒，散淤排脓消痈，常用单味研末，以醋或鸡蛋清或蜂蜜或清水调敷，用于热毒疮疡，痈疽，丹毒等。

重点说明

赤小豆能利水消肿，可单用煎服，食豆饮汁，或配伍茯苓、泽泻、猪苓等利水渗湿药，可用于水肿，脚气。

脚气，水肿：

赤小豆，可以暂用以利水，但不可久用以渗湿。

湿症多属于脾胃气虚所致，如果脾胃气虚而一再利水，反会导致脾胃更虚而湿愈不能去。

何况赤小豆专利下身之水，而不能利上身之湿。因为下身之湿，属于真湿，故用之而效；上身之湿，属于虚湿（津液不能正常宣降所致）也，用之反更严重，不可不辨。

再 次 提 醒

赤小豆性味甘酸而微寒，能利水消肿，亦容易损伤津液，久食则令人枯燥。对于脾虚所致的水肿胀满，应配伍健脾益气药同用，亦应中病即止，不可服用过量。

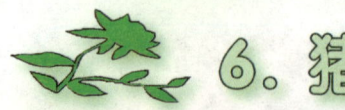

6. 猪苓

性味
功效

1. 利水渗湿

2. 清热止带

【性味】甘、淡, 平

【归经】脾、肾、膀胱经

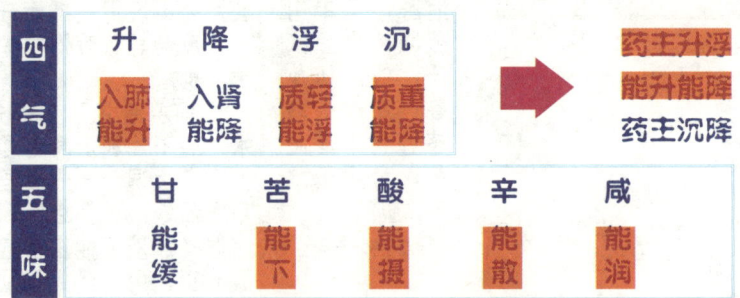

四气	升	降	浮	沉	
	入肺 能升	入肾 能降	质轻 能浮	质重 能降	药主升浮 能升能降 药主沉降

五味	甘	苦	酸	辛	咸
	能缓	能下	能摄	能散	能润

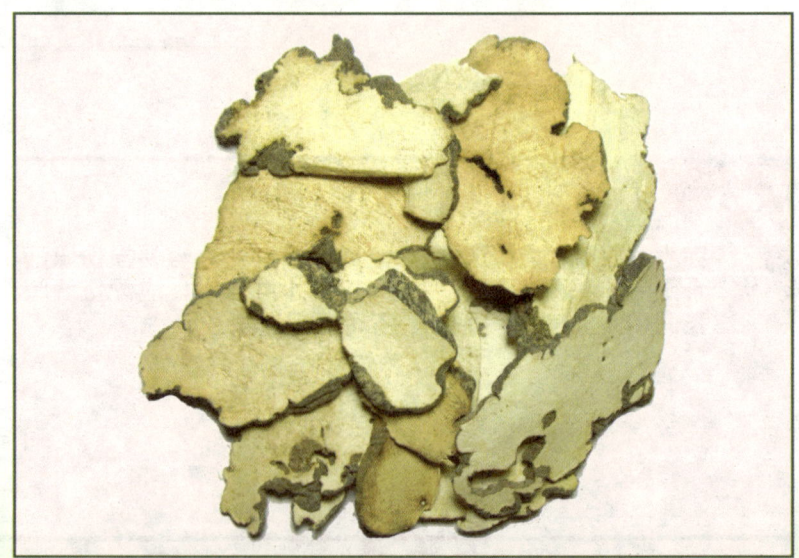

【参考用量】约10~15克。

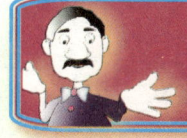

【主治】水肿胀满，小便不利，水泻湿泻，淋浊，带下。

水肿胀满，小便不利：

　　猪苓，渗湿气，利水道，分解阴阳之药也，此药味甘淡，微苦，苦虽下降，而甘淡又能渗利走散，升而能降，降而能升，故善开腠理，分理表阳里阴之气而利小便。

水泻湿泻，淋浊，带下：

　　猪苓味淡，淡主于渗，入脾以通水道，用治水泻湿泻，通淋除湿，消水肿，疗黄疸，独此为最捷。

　　但猪苓不能为主剂，只能助补药以实脾，领泄药以理脾，佐温药以暖脾，同凉药以清脾。

再 次 提 醒

1. 猪苓性味甘淡，容易耗损津液，久服则损目，体内无水湿停滞者，应谨慎服用。

2. 如果脾胃气虚者，多服则走泄元气，如果体内有湿而肾气亏虚者，亦应谨慎服用。

七、活血药

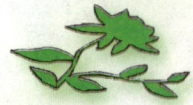

1. 王不留行

性味
功效

1.活血通经

2.下乳消痈

【性味】苦，平

【归经】肝、胃经

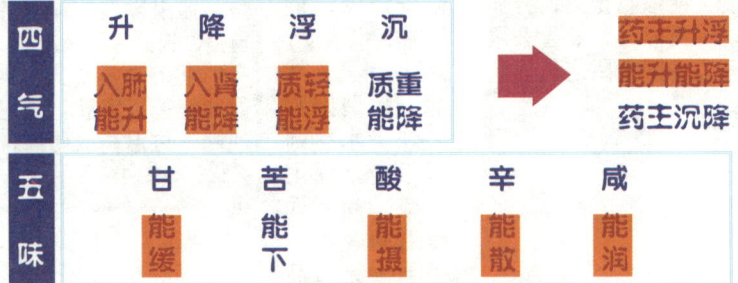

四气	升	降	浮	沉		药主升浮
	入肺能升	入肾能降	质轻能浮	质重能降		能升能降
						药主沉降

五味	甘	苦	酸	辛	咸
	能缓	能下	能摄	能散	能润

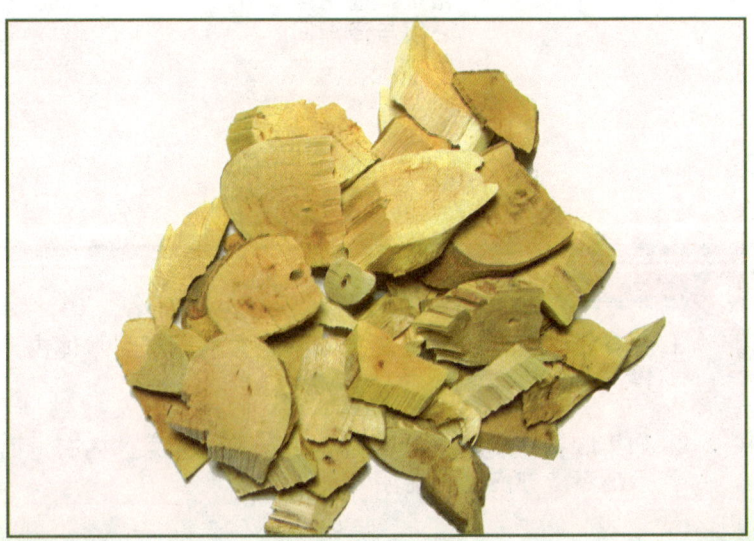

【参考用量】约10～15克。

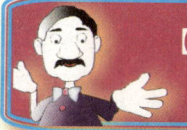

【主治】经期腹痛，经闭，乳汁不通，乳痈，痈肿。

乳汁不通，乳痈，痈肿：

王不留行能走血分，乃阳明、冲、任之药。

俗有"穿山甲、王不留，妇人服了乳长流"之语，可见其性行而不住也。王不留行，属于竣猛之药，药性甚急，能下行而不上行。

对于病逆而上冲者，用之可降，故可作为臣使来服用。但因其药性过速，只适合暂服而不宜久服。

重点说明

王不留行治肝气郁结，冲任不调所致痛经、经闭，经常配伍郁金、佛手、柴胡等疏肝解郁之品；若淤血阻滞所致之痛经、经闭者，则常与桃仁、红花、当归等活血通经之品配伍。

经期腹痛，经闭：

王不留行之所以能治金疮血出、鼻衄，妇人难产，主要是因其性走而不守，能使诸血不旁流逆出，血液顺流而无所留滞，痈疽恶疮之气血顺流，轻则能解散，重则能分消。

对于风邪阻滞于血脉的风痹，以及气血壅滞于内所致的心烦，王不留行皆能治之，主要也是血分通顺的缘故。

再 次 提 醒

王不留行性味苦平，其性走而不守，虽能活血通经，亦能耗血损气，对于孕妇、失血，崩漏者，如果误服，将会导致血流不止，故应谨慎服用。

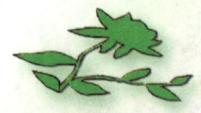

2. 乳香

性味功效

1.活血化瘀

2.行气止痛

3.消肿生肌

【性味】辛、苦，微温

【归经】心、肝、脾经

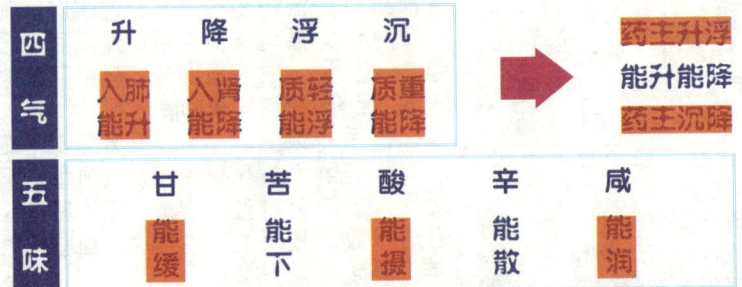

四气	升	降	浮	沉	药主升浮
	入肺能升	入肾能降	质轻能浮	质重能降	能升能降 药主沉降

五味	甘	苦	酸	辛	咸
	能缓	能下	能摄	能散	能润

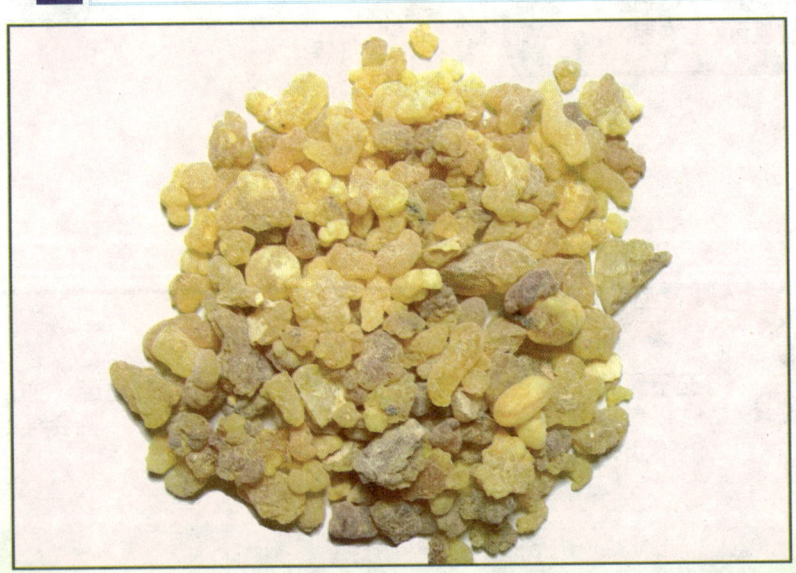

【参考用量】约5～10克。

【主治】胸腹疼痛，风湿痹痛，经闭痛经，痈疽肿毒，疮溃不敛。

痈疽肿毒，疮溃不敛：

乳香香窜，能入心经，活血定痛，故为痈疽疮疡、心腹痛要药。

凡风水毒肿，邪入心脾，恶气内侵，亦是由于心脾二经虚损导致邪气容易侵犯的缘故。

瘾疹痒毒，总是因风湿热邪入于心脾所致。脾主肌肉，而痛痒疮疡皆属心火，乳香正入于心脾二经，辛香能散一切留结，则诸证自愈。

重点说明

乳香功专于活血而定痛，没药则专于散血而消肿。乳香、没药不但能流通经络之气血，诸凡脏腑中，有气血凝滞，二药皆能流通之。医者通常只知其善入于经络，可以消疮疡，或外敷疮疡，却不知乳香、没药尚可以调节脏腑之气血。

风湿痹痛，经闭痛经：

乳香，香烈走窜，活血去风，故入疡科，为舒筋止痛之药。又跌扑斗打，折伤筋骨，又产后气血攻刺，心腹疼痛，用此，皆取其香辛走散，散血排脓，通气化滞为专功也。

胸腹疼痛：

乳香气香窜，味淡，善于透窍而理气。没药则气淡薄，味辛而微酸，善于化痰而理血。

二者的药性皆微温，为宣通脏腑流通经络之要药。对于心胃胁腹诸痛证皆能治之。又善于治女子行经腹疼，产后瘀血作疼，月事不以时下。其通气活血之力，又善于治风寒湿痹，周身麻木，四肢不遂及一切疮疡肿疼，或其疮硬不疼。

外用为粉以敷疮疡，能解毒、消肿、生肌、止疼，虽为开通之品，不至耗伤气血，诚良药也。

再次提醒

乳香性味辛而极苦，容易损伤胃气，用量不可太大。对于脾胃弱，孕妇，体内无气血淤滞者，应谨慎服用。

3. 没药

性味功效

1. 活血化淤

2. 行气止痛

3. 消肿生肌

【性味】苦，平

【归经】心、肝、脾经

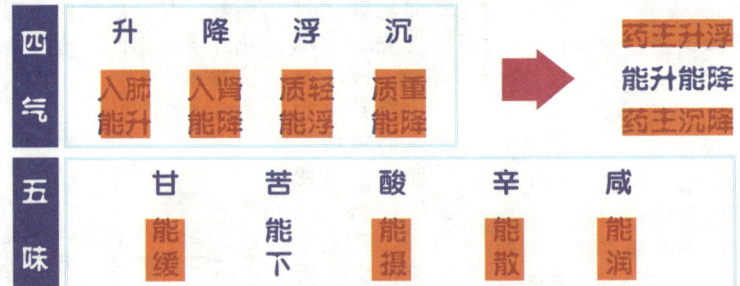

四气	升	降	浮	沉	→	药主升浮
	入肺能升	入肾能降	质轻能浮	质重能降		能升能降 药主沉降

五味	甘	苦	酸	辛	咸
	能缓	能下	能摄	能散	能润

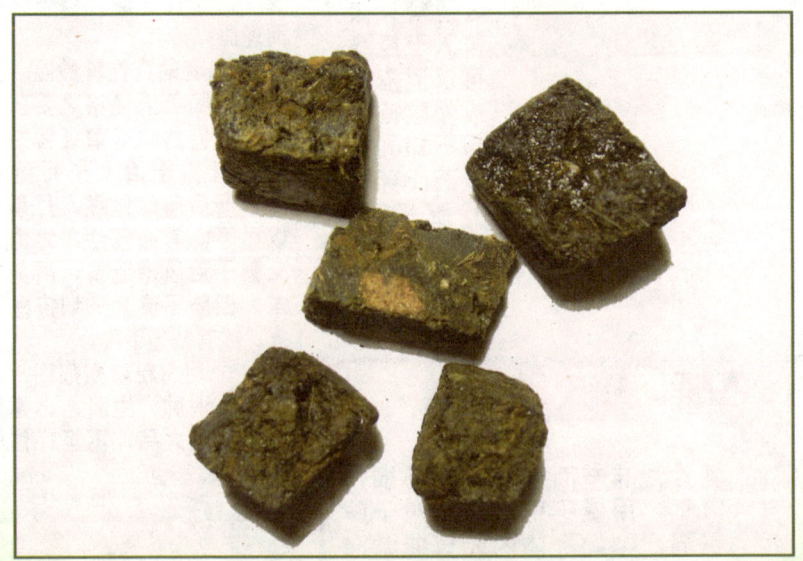

【参考用量】约5～10克。

124

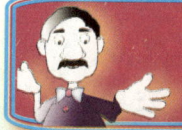

【主治】目赤肿痛，胸腹疼痛，风湿痹痛，经闭痛经，痈疽肿毒，疮溃不敛。

目赤肿痛，胸腹疼痛：

没药能通滞血，打扑疼痛，皆以酒化服。血滞则气淤，气淤则经络满急，筋络满急，就会出现痛且肿。没药，推陈致新，能破宿血，消肿止痛，为疮家奇药。

风湿痹痛，经闭痛经：

乳香气味辛温，既能行气活血，又有没药之苦，以破其痹，则推陈致新，自有补益之妙。是以古方乳香必同没药兼施，谓其可止疼痛，义由此也。

今人不明药品气味，动以书载补益，岂不误甚。

重点说明

乳香、没药并无补益之功效，治疗气血凝滞，应配伍其他补血行气药，不可单独作为君药。

痈疽肿毒，疮溃不敛：

凡恶疮痔漏，皆因血热淤滞而成，外受金刃及杖伤作疮，亦皆血肉受病。

血肉伤则淤而发热作痛，此药苦能作泄，辛能散，寒能除热。

水属阴，血亦属阴，以类相从，故能入血分，散痹血，治血热诸疮及猝然下血证也。肝开窍于目，目得血而能视。肝经血热，则目为赤痛，散肝经之血热，则目病除矣。

再 次 提 醒

1. 没药同乳香，性味辛而极苦，容易损伤胃气，用量不可太大。对于脾胃弱者，孕妇，体内无气血淤滞者，应谨慎服用。

2. 《本草经疏》：凡骨节痛与胸腹胁肋痛，非淤血停留而因于血虚者不宜用。产后恶露去多，腹中虚痛者不宜用。痈疽已溃不宜用。目赤肤翳非血热甚者，不宜用。

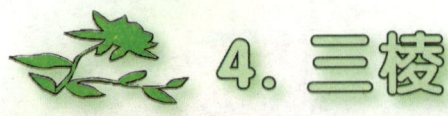

4. 三棱

性味功效

1.行气破血

2.通滞止痛

【性味】辛、苦，平

【归经】肝、脾经

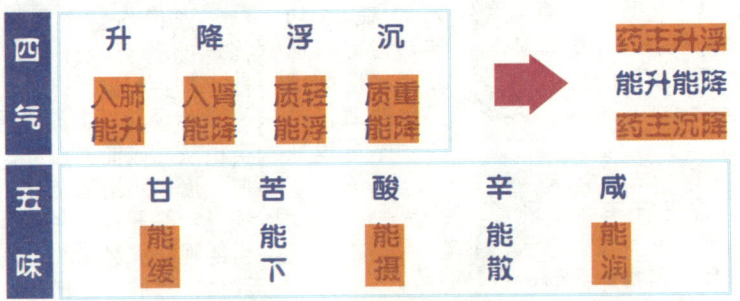

四气	升	降	浮	沉	
	入肺能升	入肾能降	质轻能浮	质重能降	药主升浮 能升能降 药主沉降
五味	甘 能缓	苦 能下	酸 能摄	辛 能散	咸 能润

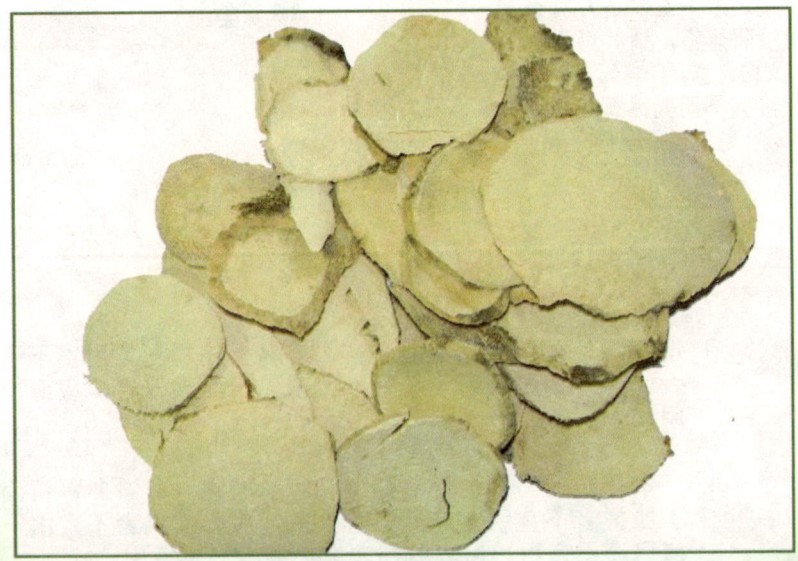

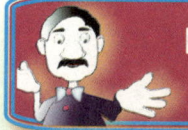

【主治】食积胀痛，症瘕痞块，经闭，痛经，跌扑损伤。

食积胀痛，经闭，痛经，跌扑损伤：

三棱，药苦能泄，辛能散，入血则破血，入气则破气。性虽非猛烈而建功甚速。

其行气之力，又能治心腹疼痛，胁下胀疼，一切血凝气滞之症。

治男子痞癖、女子症瘕，月闭不通，虽坚如铁石亦能徐徐消除，而猛烈开破之品转不能建此奇功，此三棱、莪朮独具之良能也。

重点说明

三棱用于治疗血滞经闭及痛经，应配伍当归、红花、牛膝等活血调经药同用，不可单独作为君药。

症瘕痞块：

三棱能破气散结，但其药力峻猛，不能长久服用。

三棱，作为消导之用时，必需配伍人参、芍药、地黄，才不至于出现副作用。

这是因为，积聚症瘕主要是因元气不足，气血不能运化所致，如果要消导积聚症瘕，必需藉助脾胃气机旺盛，才能逐渐消磨开散，如果只一味专用克消，反会导致脾胃之气愈弱，后天之气益亏，不仅不能消导积聚症瘕，反会变生其他病证。

再 次 提 醒

三棱性味辛苦，能破血损气，多服则损人真气。对于气弱体虚，血枯经闭，月经过多，孕妇，应谨慎服用。

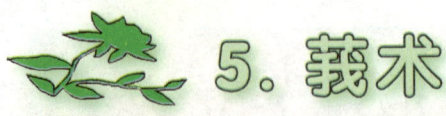

5. 莪术

性味
功效

1. 行气破血

2. 消积止痛

【性味】辛、苦，温

【归经】肝、脾经

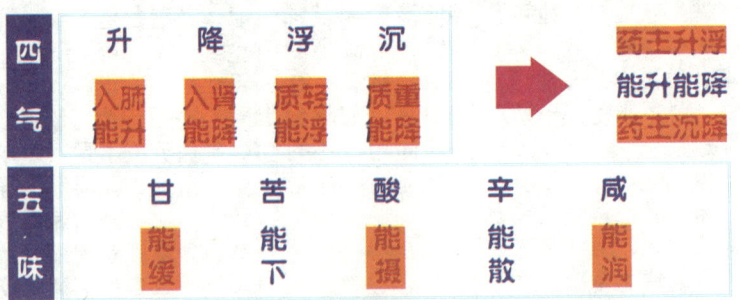

四气	升	降	浮	沉		药主升浮
	入肺能升	入肾能降	质轻能浮	质重能降	→	能升能降
						药主沉降

五味	甘	苦	酸	辛	咸
	能缓	能下	能摄	能散	能润

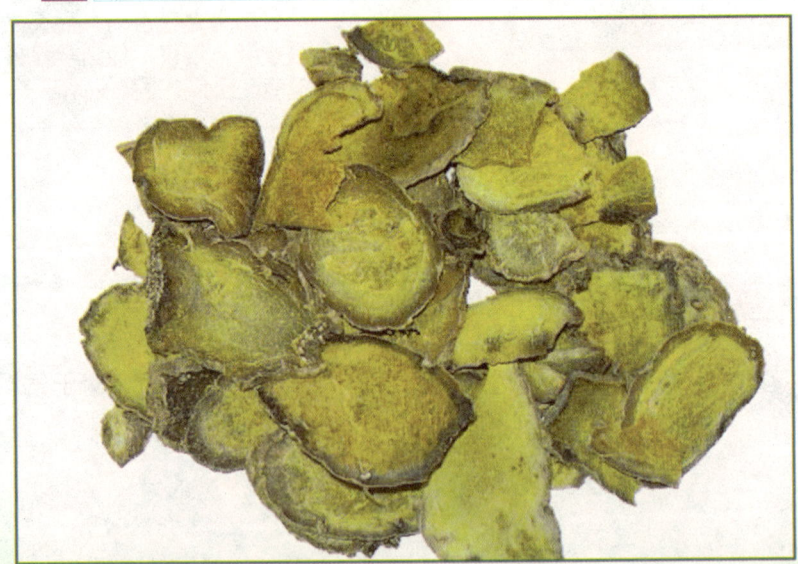

【参考用量】约10～15克。

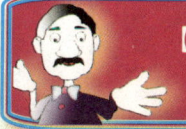

【主治】饮食积滞，脘腹胀痛，血滞经闭，症瘕痞块，痛经，跌打损伤。

症瘕痞块，痛经，跌打损伤：

莪术味辛性烈，专攻气中之血，主破积消坚，去积聚癖块，经闭血淤，扑损疼痛。与三棱功用颇同，亦勿过服。

莪术能破气中之血，入气药发诸香，虽为泄剂，亦能益气，故用于治疗气短不能接续。

重点说明

莪术能破气中之血，三棱能破血中之气，两者略有不同。

三棱气味俱淡，微有辛意；莪术则味微苦，亦微有辛意，性皆微温，为化淤血之要药。二药之区别为，化血之力以三棱优于莪术，而理气之力则是莪术优于三棱。

饮食积滞，脘腹胀痛，血滞经闭：

莪术虽能行气破血散结，但对于气血两虚，脾胃素弱而无积滞者，服用过量反会损真气，导致食积不消而脾胃益弱。

因此，对于有血气凝结、饮食积滞者，应当与健脾开胃、补益元气药同用。

补充说明：

莪术能破气中之血，血液凝涩于气中则气机不畅，莪术能疏通阳气以达于阴血，血液通达则气机亦能通畅，故前人谓之能益气。

再次提醒

莪术的功效类似于三棱，性味辛苦，能破血损气，多服则损人真气。对于气弱体虚，血枯经闭，月经过多，孕妇，应谨慎服用。

129

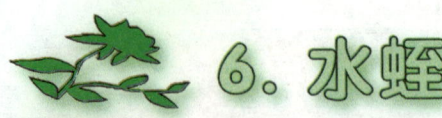

6. 水蛭

性味
功效

1.破血逐瘀

2.通经消症

【性味】咸、苦,平,有毒

【归经】肝经

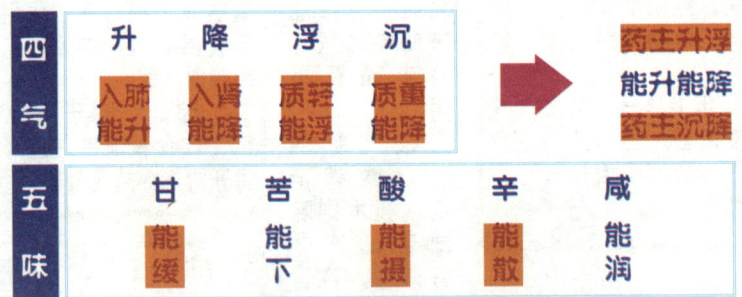

四气	升	降	浮	沉	
	入肺能升	入肾能降	质轻能浮	质重能降	药主升浮 能升能降 药主沉降

五味	甘	苦	酸	辛	咸
	能缓	能下	能摄	能散	能润

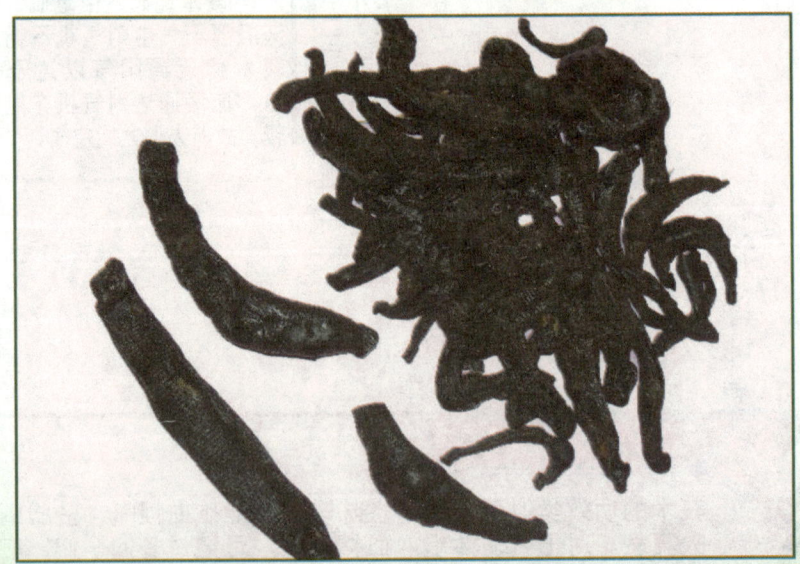

【参考用量】约5～10克。

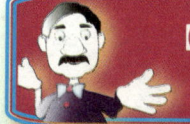

【主治】血淤经闭，症瘕痞块，跌打损伤。

血淤经闭，症瘕痞块：

水蛭，味咸苦而气平，有大毒。味咸能入血走血，味苦则能泄结，咸苦并行，故治妇人恶血、淤血、月闭、血淤积聚，因而无子者。

如果因血蓄膀胱，导致水道不通，以水蛭治之，淤血散则膀胱得气化之职，水道不求其利而自利矣。

对于堕胎者，是因水蛭有毒而善于破血的缘故。

重点说明

凡破血之药，大多会损伤气分，惟有水蛭味咸而专入于血分，对于气分丝毫无损。并且于服后脘腹不疼，并不觉开破，而淤血默消于无形，真良药也。

跌打损伤：

当人体淤血刚形成时，由于尚有生气则容易治疗；如果淤阻日久，则无生气而难治。

这是因为血液离经后，与正气全不相属，如果投之轻缓之药，则拒而不纳，如果服药过于峻猛，则又反能损伤未败之血，因此很难医治。

水蛭最喜爱食人之血，而性又迟缓善入，迟缓则生血不伤，善入则坚积易破，借其力以攻积久之滞，自有利而无害也。

再 次 提 醒

水蛭性味咸苦，主治血淤经闭，症瘕痞块，跌打损伤，能破血损气，多服则损人真气。对于气弱体虚，月经出血过多，孕妇，应谨慎服用。

131

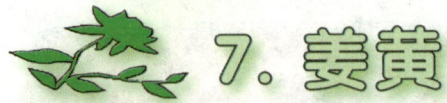

7. 姜黄

性味
功效

1. 破血行气

2. 通经止痛

【性味】苦、辛，温

【归经】脾、肝经

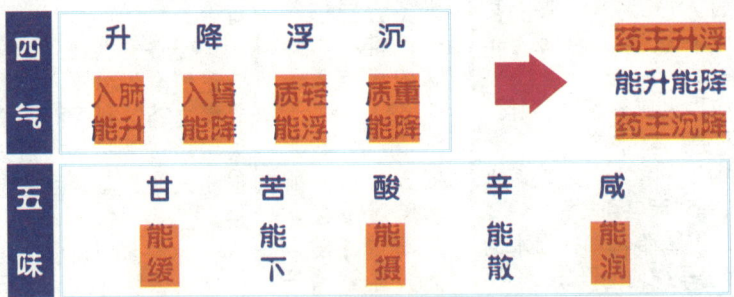

四气

升	降	浮	沉
入肺能升	入肾能降	质轻能浮	质重能降

→ 药主升浮
能升能降
药主沉降

五味

甘	苦	酸	辛	咸
能缓	能下	能摄	能散	能润

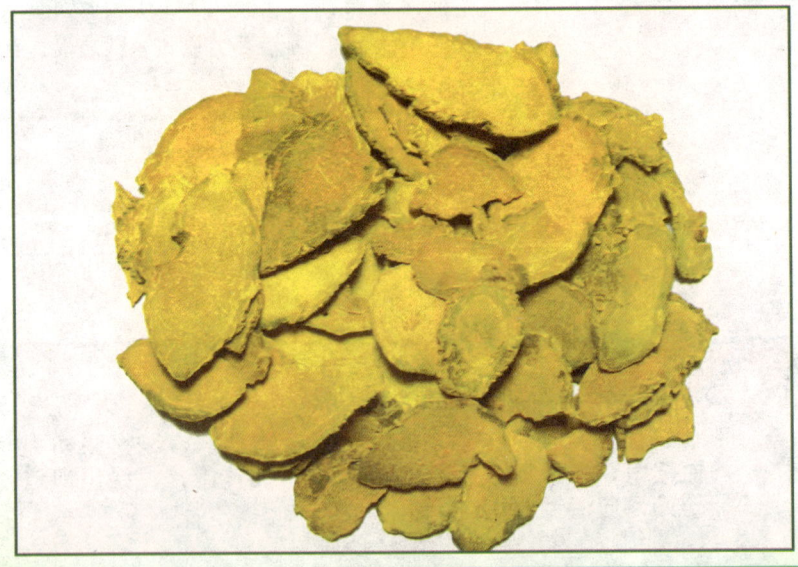

【参考用量】约5～10克。

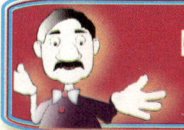

【主治】风湿痹痛，胸腹胁痛，痛经，闭经，跌打损伤，痈肿。

胸腹胁痛，痈肿

姜黄，辛香燥烈，味辛苦而气温，能入脾经而达上焦之阳。

味苦能泄热，味辛能散结，故能治疗因血液凝滞所致之心腹结积。

姜黄兼能治气，破血除风热，消痈肿。

重点说明

姜黄，功用类似于郁金、三棱、莪术、延胡索，但郁金入心，专泻心包之血；莪术入肝，治气中之血；三棱入肝，治血中之气；延胡索则入于心肝血分行气，气分行血；姜黄入脾，既治气中之血，复兼治血中之气。

风湿痹痛

姜黄，味苦而能益火生气，辛温则能达火化气，气机生化，则津液能行于体内之三阴三阳，清者注于肺，浊者注于经、溜于海，而血自行，这是姜黄之所以能理气散结而兼泄血的原因。

再 次 提 醒

1. 姜黄，属于克伐之药，凡虚弱之人误服，反会损伤气血。

2. 《本草正义》古人认为，血虚臂痛者，若误服姜黄则必增剧。因辛温本以祛寒湿，而血虚者更得此迅利流动以耗其气，则非徒无益，而又害之矣。

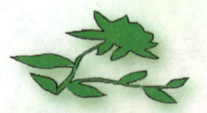
8. 郁金

性味
功效

1. 活血化淤

2. 行气止痛

3. 清心解郁

4. 疏肝利胆

【性味】辛、苦，寒

【归经】心、肝、胆经

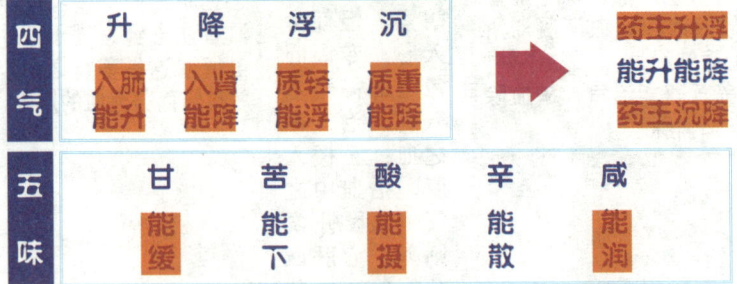

四气	升	降	浮	沉
	入肺 能升	入肾 能降	质轻 能浮	质重 能降

药主升浮
能升能降
药主沉降

五味	甘	苦	酸	辛	咸
	能缓	能下	能摄	能散	能润

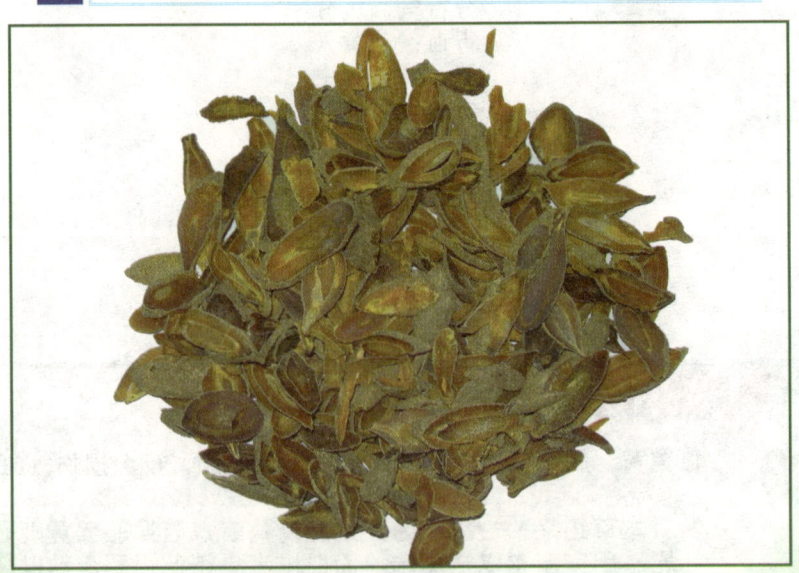

【参考用量】约5～10克。

134

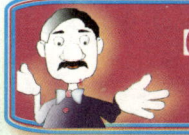

【主治】胸脘疼痛，妇女痛经、经闭，神昏谵语，吐血、衄血，黄疸。

胸脘疼痛，妇女痛经：

郁金，味辛苦，性温无毒，入心肺二经，夫肺主气，心主血，郁金能行气血，故两入之。主下气破血开郁，疗尿血、淋血、金疮。

吐血，衄血，黄疸：

郁金，味辛苦而性寒，药性轻扬，为入血分之气药，对于内热火炎所致诸证，郁金能降气，气降即是火降，而其性又入血分，故能降下火气，使血液不致妄行。

故治胸胃脘痛，两胁胀满，肚腹攻疼，饮食不思等证，又治经脉逆行，吐血衄血，唾血血腥。

重点说明

郁金其性轻扬上行，能顺气畅血，古人所以用治郁遏不升，气血郁遏不散之证，故称之为"郁金"。

经闭，神昏谵语：

郁金，能开郁通滞气，治郁闭之证，然而，却不可妄用。

因其气味寒凉，有损于胃中生气，郁闭未必开而胃气先弱，殊失养生之道矣。

或问郁金解郁，自然不宜多用，但若与补剂同用，则可常服乎？

郁金开郁，主要是配伍补剂的功效，若无补剂则郁仍不能开，但过服补剂则反会导致郁闭更甚。因此，郁金只可暂用于补之中，而不可久用于补之内。

再次提醒

1. 郁金性味辛苦而寒，对于阴液亏虚所致之阴火上炎，导致伤肝吐血者，应谨慎服用。

2. 凡胃虚血虚所致之胀满、呃逆、疼痛者，亦应谨慎服用。

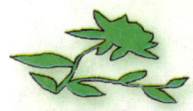

9. 地龙

性味功效

1. 通经活络

2. 清热止痉

3. 平肝熄风

4. 平喘利尿

【性味】咸，寒

【归经】肝、肺、肾经

四气	升	降	浮	沉	→	药主升浮
	入肺能升	入肾能降	质轻能浮	质重能降		能升能降
						药主沉降

五味	甘	苦	酸	辛	咸
	能缓	能下	能摄	能散	能润

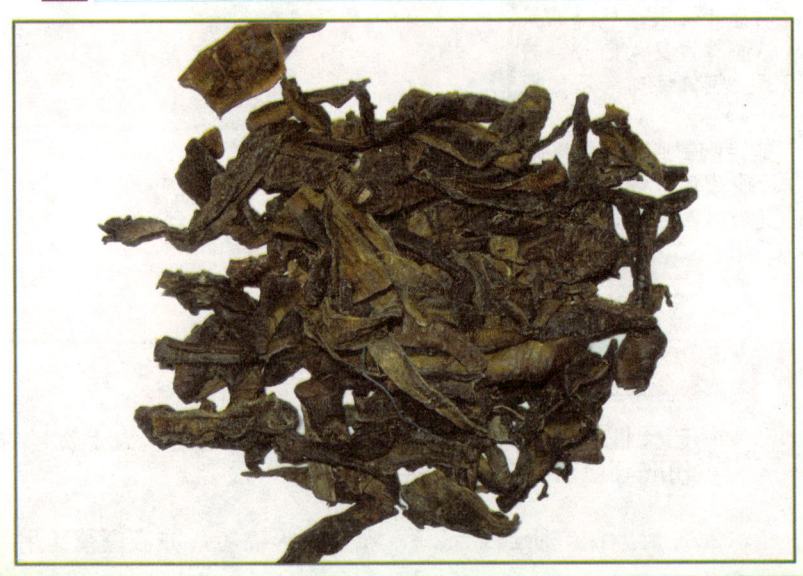

【参考用量】约5~10克。

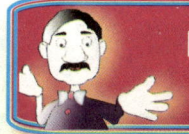

【主治】风湿痹痛，中风偏瘫，狂躁发热，惊痫抽搐，肝阳头痛，肺热喘咳，小便不通。

风湿痹痛，中风偏瘫：

地龙，性寒而下行，性寒故能解诸热疾，下行故能利小便、治足疾而通经络。

小便不通：

地龙，得土中阴水之气，故其味咸寒无毒。大寒能祛热邪，除大热，故主伏尸，及疗伤寒伏热狂谬。咸主下走，利小便，故治大腹、黄疸，诸虫瘕。

重点说明

地龙咸寒，除能通经活络，亦能下行而利尿，治热结膀胱，小便不通，可单用本品，捣烂浸水，滤取浓汁服；亦可与滑石、车前子、灯心草等同用。

狂躁发热，惊痫抽搐，肝阳头痛，肺热喘咳：

地龙虽为至微之物，实际上却为至神之物，对于大热发狂之证，与其用白虎汤来泻之，倒不如用地龙。

因石膏虽能泻火但亦能伤胃，地龙则既泻火而又不伤胃。

或问：地龙能治发狂如神，此何故？

曰：地龙可以泻阳明之火，而又能定心中之乱，故一物可以两治。

再次提醒

1. 地龙性味腥臭重浊，内服容易导致呕吐，应配少量陈皮入煎剂，或烘干研末入于胶囊服用。对于脾胃虚寒者，孕妇，应谨慎服用。

2. 《本草经疏》：伤寒非阳明实热狂躁者不宜用，温病无壮热及脾胃素弱者不宜用，黄疸缘大劳，腹胀属脾肾虚，阴虚成劳瘵者，咸在所忌。

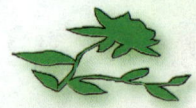

10. 益母草

性味
功效

1.活血调经

2.利尿消肿

3.清热解毒

【性味】辛、苦，微寒

【归经】肝、肾、心包经

四气	升	降	浮	沉	→	药主升浮
	入肺能升	入肾能降	质轻能浮	质重能降		能升能降
						药主沉降

| 五味 | 甘 | 苦 | 酸 | 辛 | 咸 |
| | 能缓 | 能下 | 能摄 | 能散 | 能润 |

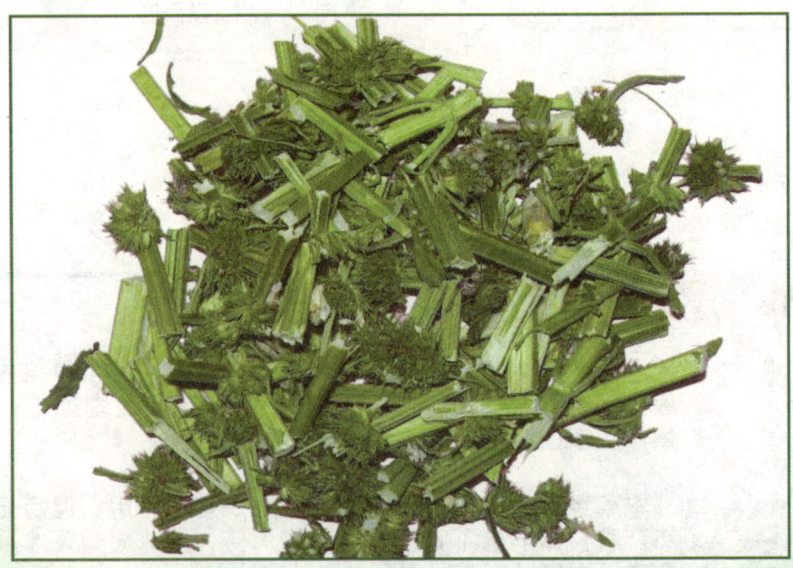

【参考用量】约5~10克。

138

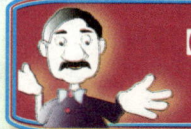

【主治】月经不调，经闭，胎产诸证，小便不利，水肿，痈肿疮疡，跌打损伤。

月经不调，经闭：

益母草，药性滑利，善调妇女诸证，故称之为益母。

然而，益母草只能用于治疗血热血滞，以及胎产艰涩之证，对于血气素虚兼有寒象，以及中气滑陷不固之证，则不适宜。

这是因为益母草的药性十分滑利，只可用于实证，而不能用于虚证。千万不要误以其益母之名，则认为妇人皆可服用。

重点说明

益母草之实（茺蔚子）之所谓益精，以能除水气也，精气为水气所阻则目不明，茺蔚子以辛温之力散其水气，则精气得以畅行而目无阻滞矣。

胎产诸证：

益母草，虽非大温大热之药，但气烈味苦，毕竟为温燥之物，若于产后连服二三日，必定导致口燥咽干，因此只适合寒证体质，而不适合热证体质。

水肿：

益母草之根、茎、花、叶、实，皆可入药，可同用。若治手足厥阴血分风热，明目益精，调妇人经脉，则单用茺蔚子为良；若治肿毒疮疡，消水行血，妇人胎产诸病，则应二者并用为良。

盖其根、茎、花、叶专于行，而其子则行中有补故也。

再次提醒

益母草性味辛苦而微寒，对于脾胃气虚，大肠不固，血气素虚兼寒，中气滑陷不固者，应谨慎服用。

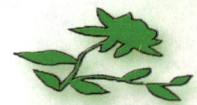

11. 五灵脂

为鼯鼠科动物复齿鼯鼠之干燥粪便。

性味功效

1. 活血化淤

2. 止血止痛

3. 消积解毒

【性味】苦、甘，温

【归经】肝、脾经

四气	升	降	浮	沉	
	入肺能升	入肾能降	质轻能浮	质重能降	药主升浮 能升能降 药主沉降

五味	甘 能缓	苦 能下	酸 能摄	辛 能散	咸 能润

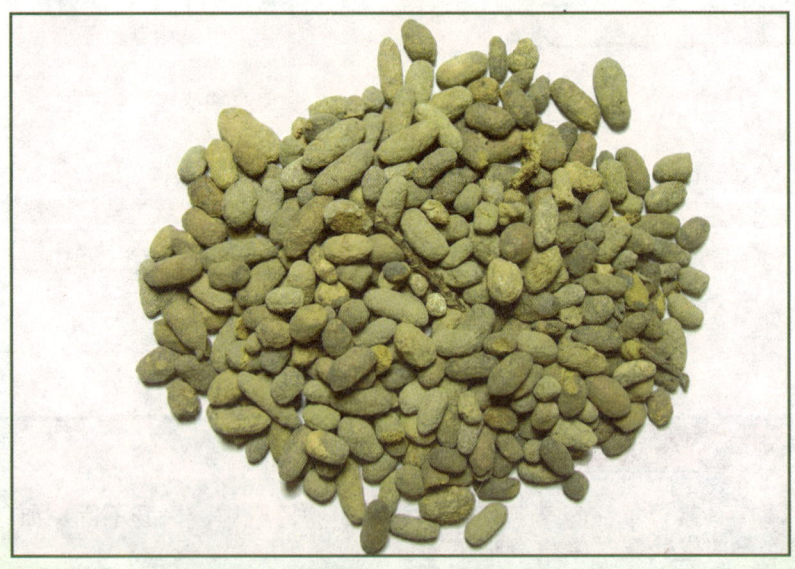

【参考用量】约10～15克。

140

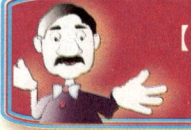

【主治】心腹气血诸痛，产后瘀滞腹痛，妇女闭经，崩漏下血，蛇蝎虫蚁咬伤。

心腹气血诸痛：

五灵脂，味苦气辛，善走厥阴，乃血中之气药。大能行血行气，逐淤止痛。

凡男子、女人有血中气逆而腹胁刺痛，或女人经水不通，产后血滞，男子血气，肠风血痢，冷气恶气，心腹诸痛，身体血痹，胁肋筋骨疼痛，其效甚捷。

若女中血崩，经水过多，赤带不止，宜半炒半生酒调服之。

重点说明

五灵脂，味甘气温，入肝经。调血中之气，气调则血和，血和则营卫通而经脉利，所主诸证自疗矣。

妇女闭经，崩漏下血：

五灵脂生用行血，炒用止血。

五灵脂，其味苦于胆，以苦寒泻火。生用行血而不推荡，不似大黄之药性迅而不守，以此通利血脉，使浊阴有归下之功。

治头风，痰痛癫疾，诸毒热痛，女人经闭，小腹刺痛，产后恶露，大有神功。炒用以理诸失血症，令血自归经而不妄行，能治崩中胎漏，及肠红血痢，奏绩独胜。

再 次 提 醒

1. 五灵脂性味苦甘而温，对于血虚腹痛，血虚经闭，产后出血过多而发晕，心血亏虚而虚火作痛，孕妇，体内无淤滞者，应谨慎服用。

2. 古人认为，五灵脂恶人参，亦不可服用过量，以防损伤脏腑气血。

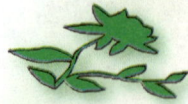

八、化痰药

1. 款冬花

 性味功效

1. 润肺化痰

2. 降气止咳

【性味】辛、甘，温

【归经】肺经

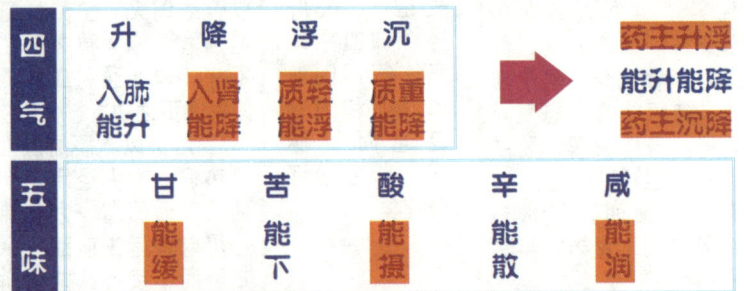

四气	升	降	浮	沉		药主升浮
	入肺能升	入肾能降	质轻能浮	质重能降		能升能降 药主沉降

五味	甘	苦	酸	辛	咸
	能缓	能下	能摄	能散	能润

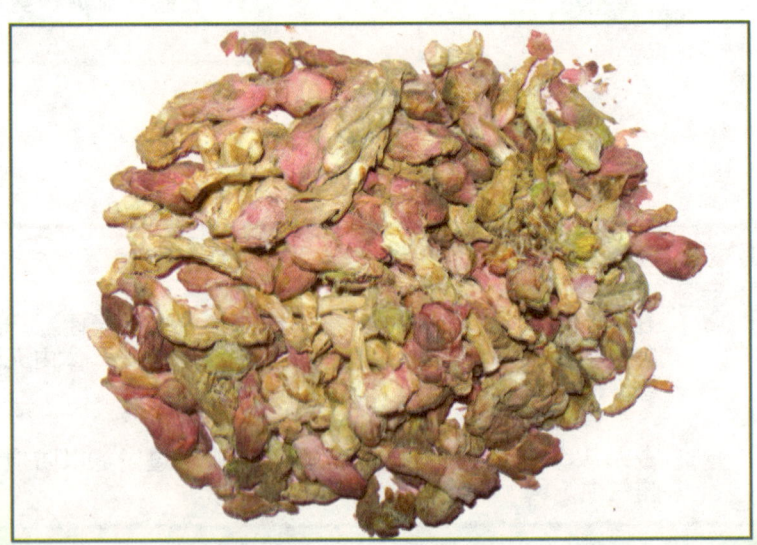

【参考用量】约10～15克。

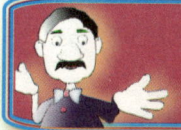

【主治】咳逆上气，气喘，咽喉痹阻。

咳逆上气：

款冬花，味辛甘温而无毒，阴中含阳，降也。对于气机逆上导致火热上炎之证，如咳逆上气、善喘、喉痹、诸惊痫寒热邪气、消渴、喘息呼吸等证。

款冬花辛能散而能润，甘能缓而能和，温则通行不滞，善于降气，气降则火自降，气降则阳交于阴，水火既济，既济则火不上炎，气不逆升，肺不受邪，得清肃之常道而诸证自退矣。

重点说明

款冬花，虽然药性偏温，却不燥血，故能轻扬上达，辛温而润，散而能降，补而能收，古方用为温肺治嗽之要药，能润肺消痰，止嗽定喘，喉痹喉痒，肺痿肺痈，皆可用之。

气喘，咽喉痹阻：

款冬花，其味苦主降，气香主散，一物而两用兼备。故用入肺部，顺肺中之气，又能清肺中之血，专治咳逆上气，烦热喘促，痰饮稠粘，涕唾腥臭，为诸证之要剂，如久嗽肺虚，尤不可缺。

再 次 提 醒

款冬花性味辛甘而温，对于肺火实热、肺气焦满，阴液亏虚所致之虚劳咳嗽者，应谨慎服用。

2. 紫苑

性味
功效

1.润肺化痰

2.降气止咳

【性味】苦、辛，温

【归经】肺经

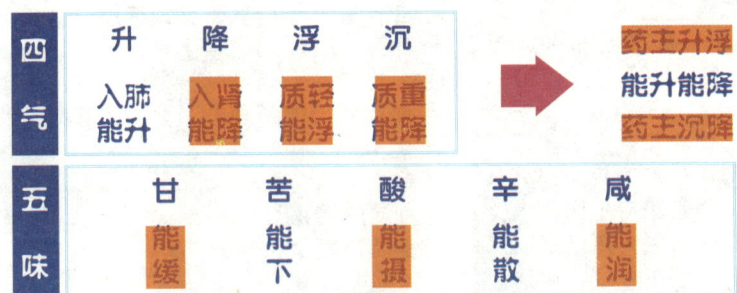

四气	升	降	浮	沉	
	入肺能升	入肾能降	质轻能浮	质重能降	药主升浮 能升能降 药主沉降

五味	甘	苦	酸	辛	咸
	能缓	能下	能摄	能散	能润

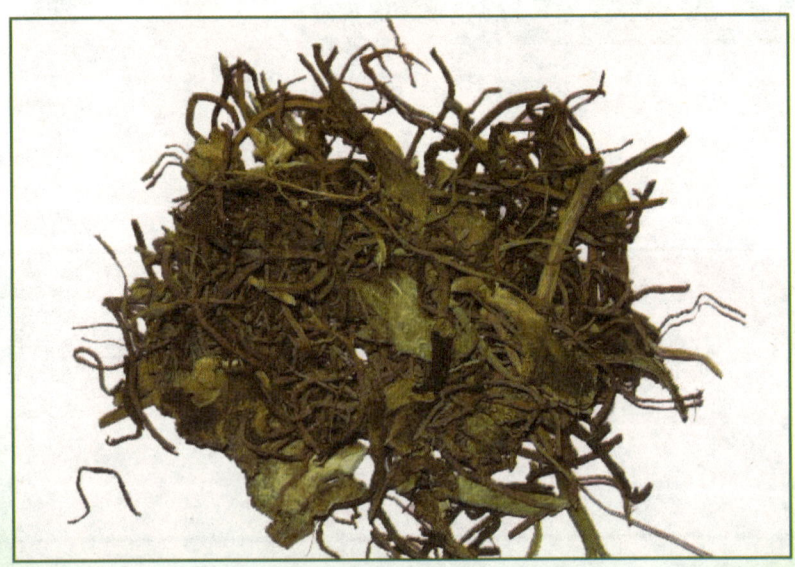

【参考用量】约10~15克。

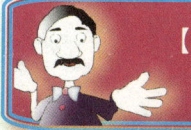

【主治】咳嗽，虚劳咳吐脓血，胸肋逆气，小便不利。

咳嗽，虚劳咳吐脓血：

紫苑，虽然苦辛而偏温，但不至于燥烈，能开泄肺郁，定咳降逆，宣通壅滞，兼疏肺家气血。

对于风寒外束所致之咳喘诸证，或是气火壅滞郁所致之咳吐脓血，肺痈，诸证，皆能治之。

特别是因寒饮停滞所致之痰浊胶固，喉中如水鸡声者，紫苑最为适宜，因其药性温而不热，润而不燥，所以寒热皆宜，无所避忌。

重点说明

紫苑，辛而不燥，润而不寒，补而不滞。然而必须单独服用、多用，才能收效。

胸肋逆气：

治疗阴虚肺热而干咳者，不可开泄太过，以免重伤肺金，也不可过于辛温而助火，对于浊痰阻塞肺窍而虚劳作嗽，如果不能开散壅结，则咳嗽亦不能止。

紫苑乃温润之品，能顺调气机，而不伤于正，不偏于燥，又不犯寒凉遏抑，滋腻恋邪等弊，正可以用来治之。

然而，紫苑虽能泄降，但药性仍偏于辛温，因此不可重用，只能作为药引向导。总之，肺金壅塞，无论为寒为火，紫苑皆可治之。

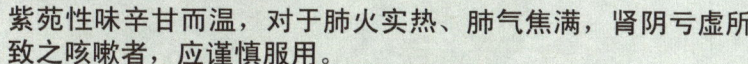

再 次 提 醒

紫苑性味辛甘而温，对于肺火实热、肺气焦满，肾阴亏虚所致之咳嗽者，应谨慎服用。

3. 天南星

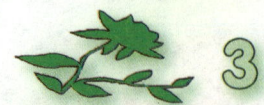

性味
功效

1.化痰散结

2.祛风止痉

【性味】苦、辛，温，有毒

【归经】肺、肝、脾经

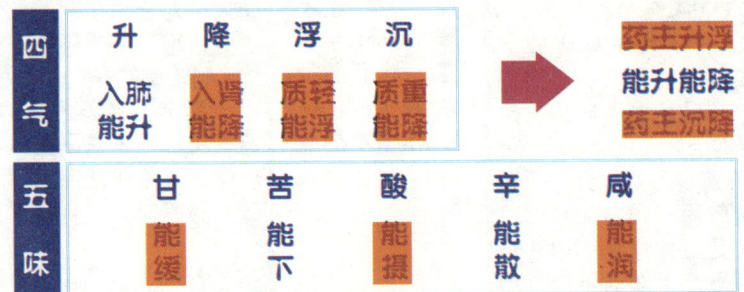

四气	升	降	浮	沉
	入肺能升	入肾能降	质轻能浮	质重能降

药主升浮
能升能降
药主沉降

五味	甘	苦	酸	辛	咸
	能缓	能下	能摄	能散	能润

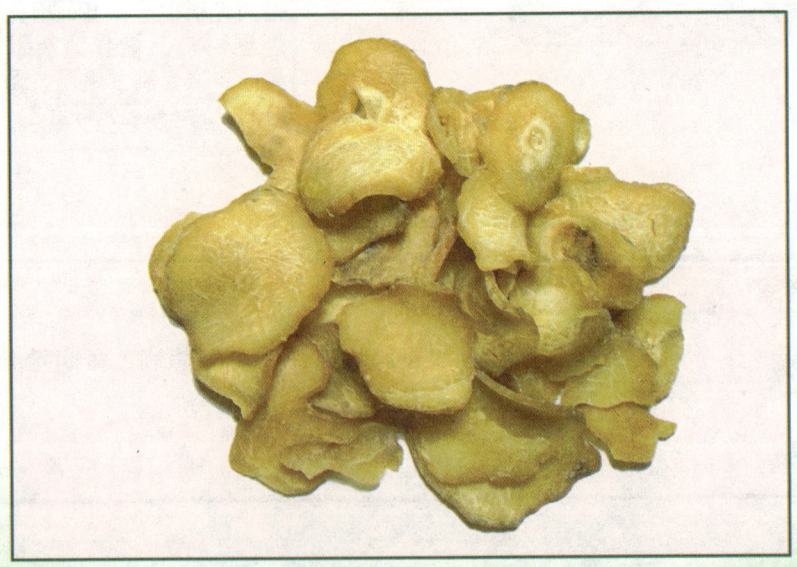

【参考用量】约5～10克。

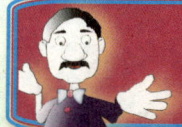

【主治】风痰眩晕，中风手足麻痹，口喉舌糜，吐逆痰多，痈肿。

口喉舌糜，吐逆痰多：

天南星，为手、足太阴脾、肺之药。味辛而麻，故能治风散血；气温而燥，故能胜湿除涎；性紧而毒，故能攻积拔肿，而治口喉舌糜。

中风手足麻痹，痈肿：

天南星专入于经络而化风痰，如果是因痰浊壅阻经络所致之中风，可用天南星治之。

重点说明

天南星、半夏皆为治痰之药。半夏之性燥而稍缓，多用于湿痰；天南星之性燥而颇急，多用于风痰。

天南星专走经络，多用于中风麻痹；半夏专走肠胃，多用于呕逆泄泻。

风痰眩晕：

天南星能破阴液之凝滞，以通畅阳气之抑郁，如果阳气通畅，则内风自静而痰浊亦消，故可用来祛风痰。

再次提醒

1. 天南星性味苦辛而温，有毒。对于阴液亏虚所致之咳嗽，实热内盛、血虚动风者，孕妇，应谨慎服用。

2. 中毒症状为，发热，头昏，声音嘶哑，心慌，四肢麻木，严重者可出现昏迷，惊厥，窒息，呼吸停止。

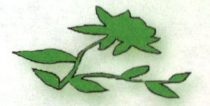

4. 桑白皮

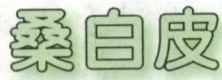

性味功效

| 1.清肺止喘 | 【性味】甘、辛，寒 |
| 2.利水消肿 | 【归经】肺、脾经 |

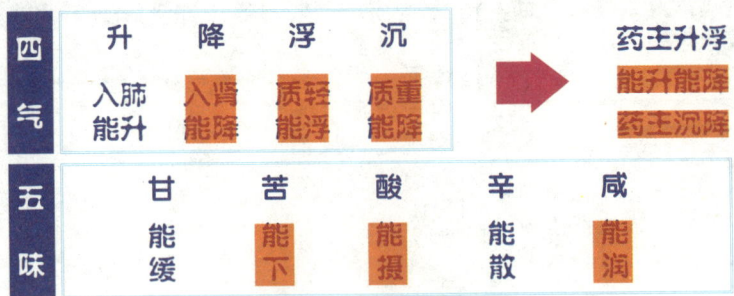

四气	升	降	浮	沉	→	药主升浮
	入肺能升	入肾能降	质轻能浮	质重能降		能升能降
						药主沉降

五味	甘	苦	酸	辛	咸
	能缓	能下	能摄	能散	能润

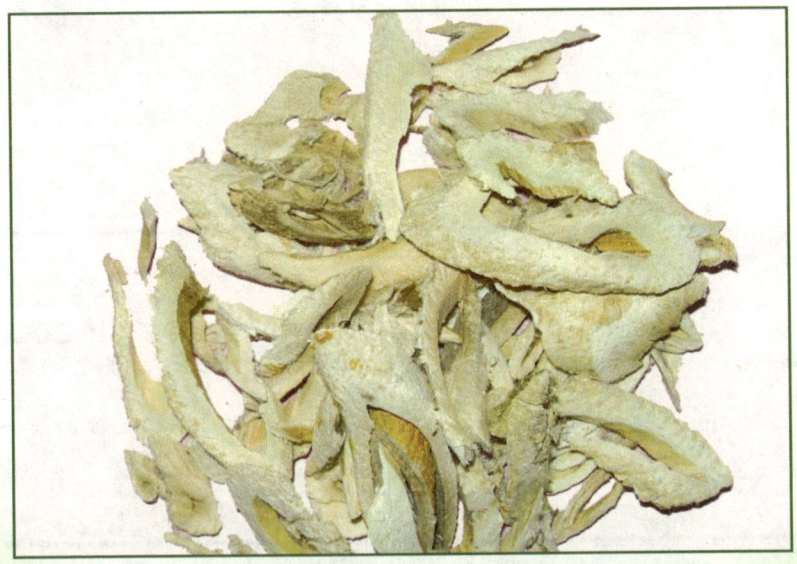

【参考用量】约10～15克。

148

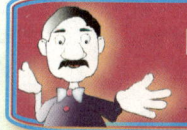

【主治】肺热喘咳，水饮内停，胀满喘急，水肿，小便不利。

肺热喘咳，胀满喘急：

桑白皮，甘以固元气之不足而补虚，辛以泻肺气之有余而止嗽。主治喘满咳嗽，热痰唾血。

凡是因实邪郁遏，肺窍不得通畅所致诸证，可借此渗之、散之，以利肺气，则诸症自愈。故云泻肺之有余，非桑皮不可。

重点说明

桑白皮与桑枝、桑叶为同一植物的不同药用部位。桑白皮泻肺行水，治肺热喘咳，水肿尿少；桑枝通关节达四肢，治风湿痹通；桑叶凉血，祛风，清热，治风热上犯，头目胀痛。

水饮内停，水肿，小便不利：

桑白皮，清而甘者也。清能泻肝火之有余，甘能补肺气不足。且其性润中有燥，为三焦逐水之妙剂。

故上部得之清火而滋阴，中部得之利湿而益土，下部得之逐水而散肿。

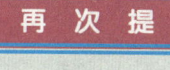

再 次 提 醒

1. 桑白皮性味甘辛，性寒，对于虚寒体质，或因风寒入里所致之咳嗽，应谨慎服用。

2. 桑白皮，甘以固元气之不足而补虚，辛以泻肺气之有余而止嗽。又桑白皮泻肺，然性不纯良，不宜多用。

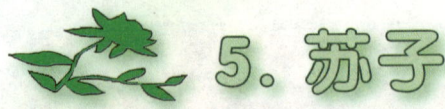

5. 苏子

性味
功效

1.降气平喘

2.理气化痰

3.降气润肠

【性味】辛，温

【归经】肺、大肠经

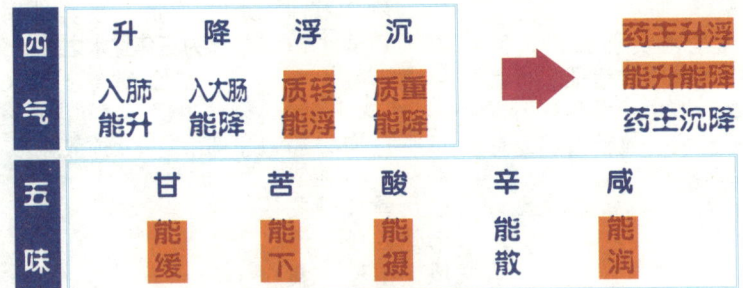

四气	升	降	浮	沉	→	药主升浮
	入肺 能升	入大肠 能降	质轻 能浮	质重 能降		能升能降 药主沉降

五味	甘	苦	酸	辛	咸
	能缓	能下	能摄	能散	能润

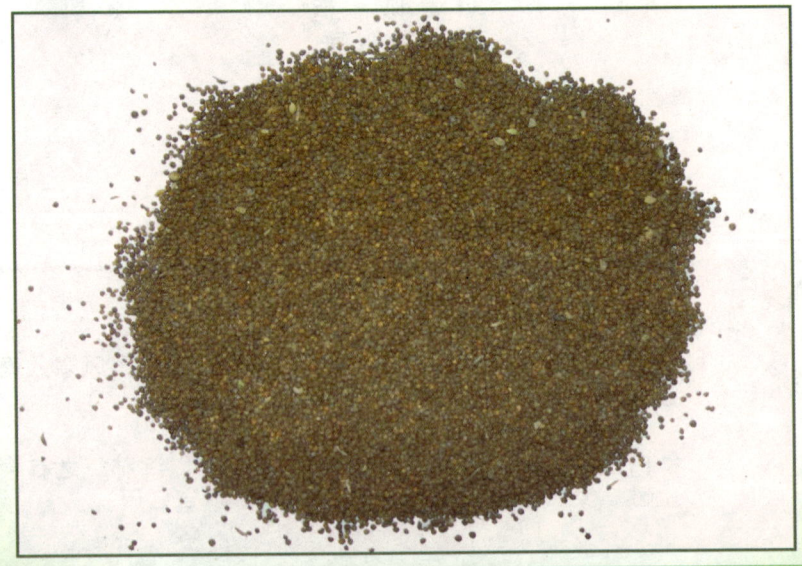

【参考用量】约10~15克。

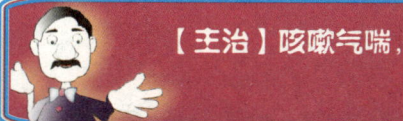

【主治】咳嗽气喘，肠燥便秘。

咳嗽气喘：

苏子主降，味辛气香主散，降而且散，故专利郁痰。咳逆则气升，喘急则肺胀，以此下气定喘。膈热则痰壅痰结则闷痛，以此豁痰散结。

重点说明

通常辛香药大多性燥，惟有苏子具有滋润之性，性能下气，故适用于胸膈不利者，为虚劳咳嗽之专药。

肠燥便秘：

苏子的功效略似于紫苏茎叶，发散风邪应用叶，清利上下则应用子。苏子能润心舒肺，下气消痰，除咳定喘，利膈宽肠，温中止痛，

凡药用部位为种仁者，通常比较滋润，味辛者亦滋润。如果肺气过于收敛，则气只能上行而难以降下，苏子味辛能泻肺，使敛者开而气能顺。凡能下气者，也就是顺气之意，苏子能宽肠亦以因其润而降的功效。

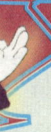

再 次 提 醒

苏子性味辛温，性主疏泄，对于气虚所致之咳嗽，阴液亏虚所致之喘逆，脾胃气虚所致之大便溏泻，应谨慎服用。

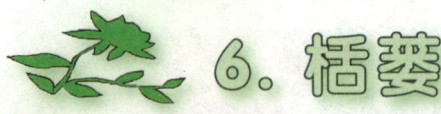

6. 栝蒌

性味
功效

1.清热涤痰

2.宽胸散结

3.润滑肠道

【性味】甘、微苦，寒

【归经】肺、胃、大肠经

四气	升	降	浮	沉	
	入肺能升	入大肠能降	质轻能浮	质重能降	药主升浮 能升能降 药主沉降

五味	甘	苦	酸	辛	咸
	能缓	能下	能摄	能散	能润

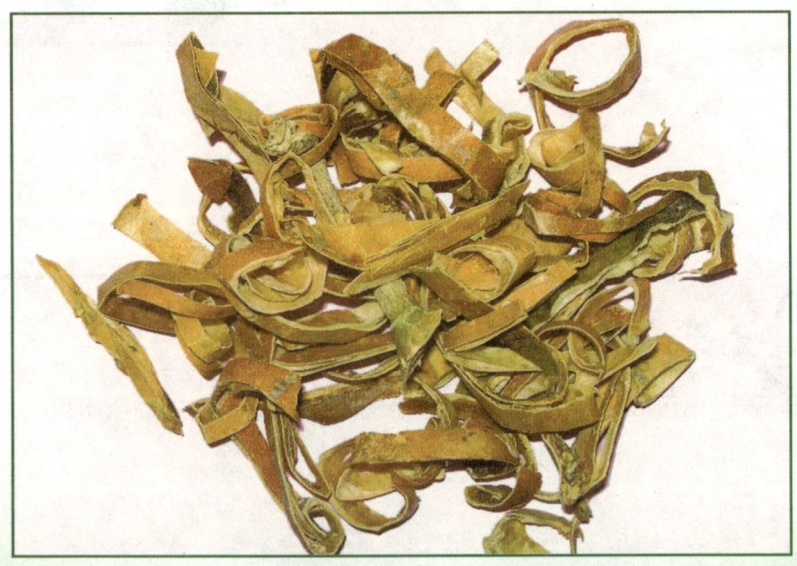

【参考用量】约10~15克。

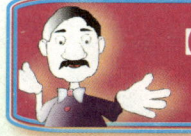

【主治】肺热咳嗽，胸痹，乳痈，消渴，便秘，痈肿疮毒。

肺热咳嗽：

栝蒌实，味甘性润，甘能补肺，润能降气。胸有痰者，以肺受火逼，失降下之令，今得甘缓润下之助，则痰自降，故为治嗽之要药。

然而，栝蒌实容易损耗人之真气，对于伤寒结胸证，乃不得已用之也，如果无结胸之症，则不可轻用。

重点说明

栝蒌，能开胸间及胃口热痰。

栝蒌皮，最能清肺、敛肺、宁嗽、定喘。

栝瓢，最善滋阴、润燥、滑痰、生津。

栝蒌仁，其开胸降胃之力较大，且善通小便。

消渴，便秘：

栝蒌润燥滑肠，用于津液不足所致之肠燥便秘，应配伍玄参、生地等养阴润肠药；用于津亏气滞所致之大便不通，则应配伍枳壳、厚朴以导滞通便。

胸痹，乳痈：

栝蒌实，虽然能导痰浊下行，如果不配伍药引，则不能逐痰浊使去，故小陷胸汤需配伍黄连、半夏，栝蒌薤白等汤需配伍酒、桂、朴等苦辛迅利之品，用其所长，又补其所短。

再 次 提 醒

栝蒌性味甘微而寒，久服容易冷滑大肠，对于脾胃虚弱，寒痰，湿痰，气虚所结之痰，饮食积聚之痰，应谨慎服用。

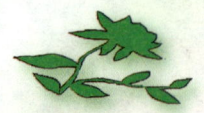

7. 天竹黄

性味功效

1. 祛痰镇咳
2. 清热安神
3. 化痰定惊

【性味】甘，寒

【归经】心、肝、胆经

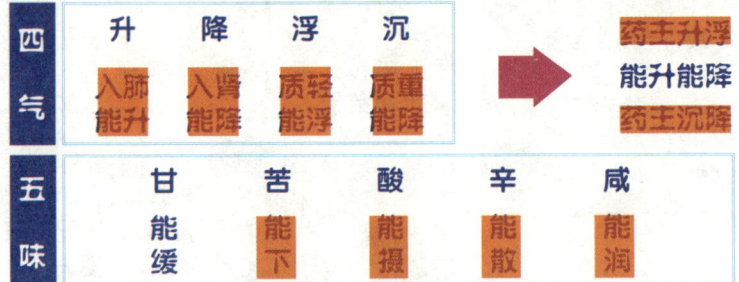

四气	升	降	浮	沉		药主升浮
	入肺能升	入肾能降	质轻能浮	质重能降		能升能降
						药主沉降

五味	甘	苦	酸	辛	咸
	能缓	能下	能摄	能散	能润

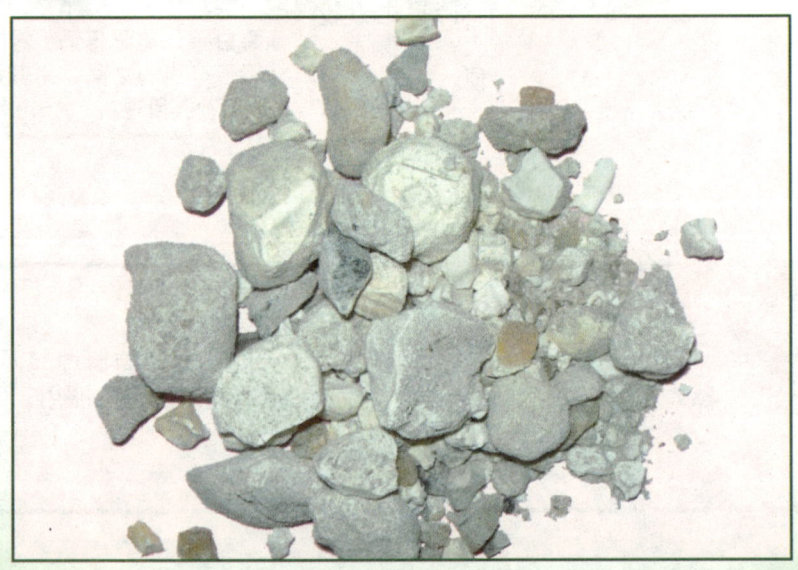

【参考用量】约5~10克。

154

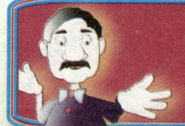

【主治】痰阻中风，热病神昏、痰热咳喘，小儿惊风，癫痫。

小儿惊风，癫痫：

天竹黄，气微寒而性缓，甘寒凉血清热，能除热养心、豁痰利窍，故治小儿惊风等风热证，使心热清则惊自平，心主安则五脏咸得滋养，故诸证悉除也。

重点说明

天竹黄能清热化痰，清心肝之热。用于痰热壅盛所致之咳嗽气急、烦躁不安、或肝热动风所致之神昏谵语、小儿惊风抽搐及中风痰壅。

痰阻中风，热病神昏，痰热咳喘：

天竹黄可以配伍胆南星，治痰热闭阻清窍，高热神昏谵语，惊痫等症。

补充说明：

竹黄药性缓和，能清心解热，定惊安神。主治小儿惊风，夜啼不眠，伤风痰闭，发热气促，为治婴科惊痰要剂。

如大人中风，失音不语，入风痰药中，亦屡见奏效。

再 次 提 醒

1. 天竹黄性味甘寒，对于脾胃虚弱，寒痰，湿痰，气虚所结之痰，饮食积聚之痰，应谨慎服用。

2. 天竹黄之采集：于冬季采收，砍取竹子，剖取竹黄，晒干。本品自然产出者很少，大多采用火烧竹林的办法，使竹受暴热后，竹沥溢在节间凝固而成，然后剖取晾干。

8. 昆布

性味功效

| 1.化痰软坚 | 【性味】咸，寒 |
| 2.利水消肿 | 【归经】肝、胃、肾经 |

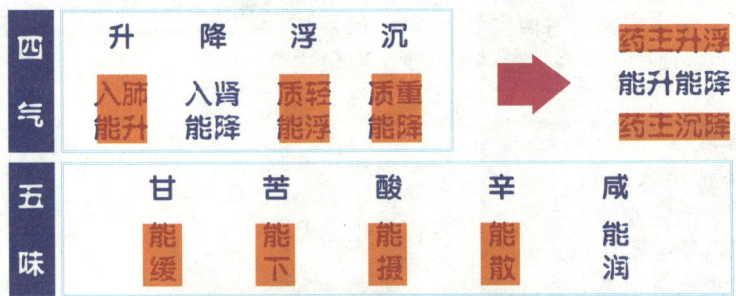

四气

| 升 | 降 | 浮 | 沉 |
| 入肺能升 | 入肾能降 | 质轻能浮 | 质重能降 |

➡ 药主升浮
能升能降
药主沉降

五味

| 甘 | 苦 | 酸 | 辛 | 咸 |
| 能缓 | 能下 | 能摄 | 能散 | 能润 |

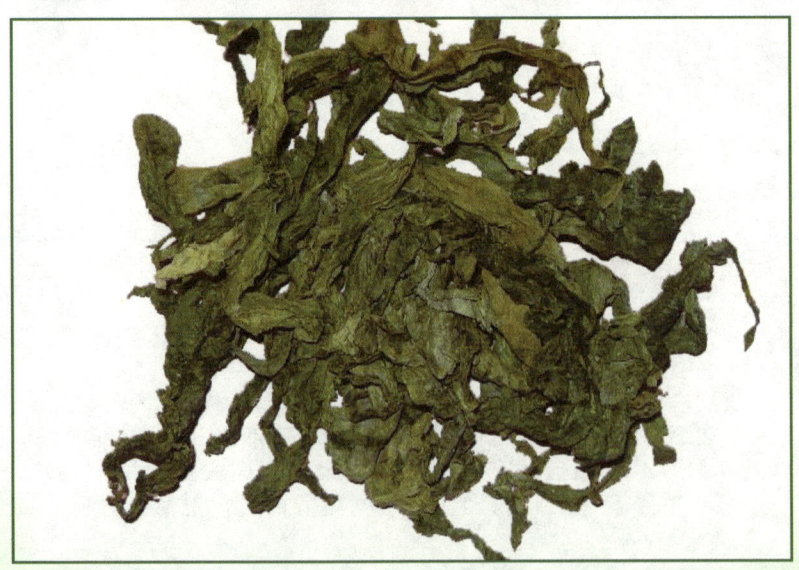

【参考用量】约10～15克。

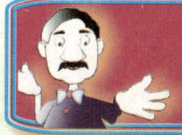

【主治】脚气水肿，手脚疼痹，瘿瘤，痈疡。

瘿瘤，痈疡：

昆布味咸，功能消痰软坚。治疗瘿瘤初起，或肿或硬，而未破者，常与化痰理气之海藻、青皮、贝母、半夏等同用。

如果瘿瘤已成日久，气血虚弱者，经常与益气养血之人参、当归、熟地等同用。

重点说明

昆布的性味与功效类似于海藻，皆能软坚散结，消痰利水。用于瘿瘤及脚气水肿等证；经常配伍使用，以增强疗效。

手脚疼痹，脚气水肿：

昆布能利水道而消肿，治疗脚气水肿，常与利湿之防己、大腹皮、车前子等同用。

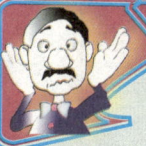

再 次 提 醒

1. 昆布性味咸，寒，对于脾胃虚寒，脾胃有水湿停聚，妊娠者，应谨慎服用。

2. 古人认为，昆布不可与半夏、甘草同服。

157

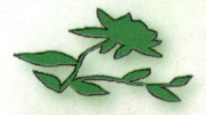

9. 海藻

性味
功效

1.化痰软坚

2.利水消肿

【性味】咸，寒

【归经】肝、胃、肾经

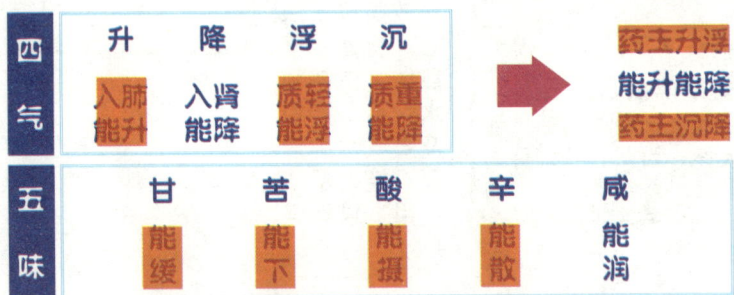

四气

升
入肺
能升

降
入肾
能降

浮
质轻
能浮

沉
质重
能降

→

药主升浮
能升能降
药主沉降

五味

甘
能缓

苦
能下

酸
能摄

辛
能散

咸
能润

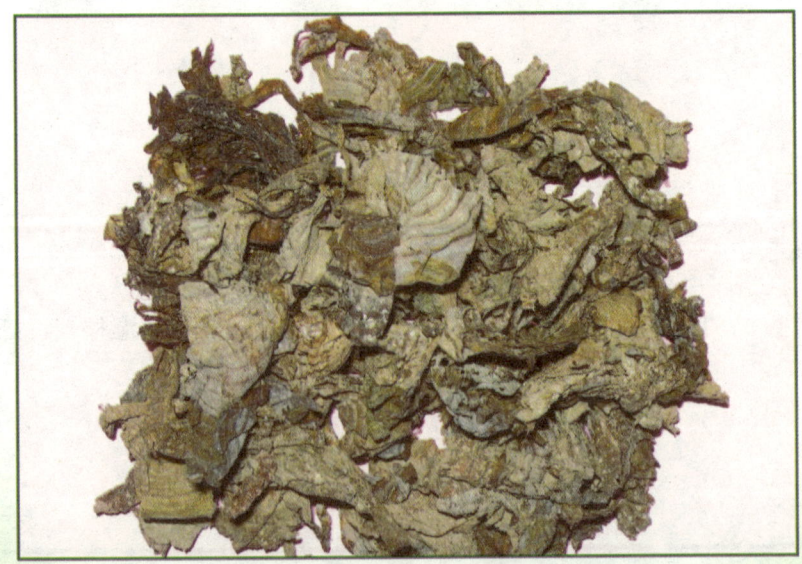

【参考用量】约10～15克。

【主治】脚气水肿，手脚疼痹，瘿瘤，痈疡。

脚气水肿，手脚疼痹：

海藻，味咸能润下，性寒能泄热引水，主治经脉内外气血的瘀结。

譬如，瘿瘤结气，颈下硬核痛肿，属于经脉不和而病结于外；症瘕坚气，腹中上下雷鸣，属于经脉不和而病结于内。

海藻主通经脉，能治十二经水肿，如果人体的十二经脉得以通畅，则水肿自愈。

重点说明

海藻，苦能泄结，寒能除热，咸能软坚，海藻气味具备。凡其水因热成，而致隧道闭塞，小便不通，硬结不解者，用此坚软结泄，邪退热解，使热尽从小便而出，而病自无不愈也。

瘿瘤，痈疡：

海藻咸能软坚，消痰散结，经常与昆布相须为用，其效更着。

治痈病初起，恶寒发热者，常与解表，化痰散结之羌活、防风、昆布、连翘等同用。

如果痈病坚而不溃，热毒偏盛者，常与清肝解毒，软坚散结之柴胡、龙胆草、昆布、三棱等同用。

再次提醒

1. 海藻性味咸寒，对于脾胃虚寒，血气两亏，脾胃有水湿停聚，妊娠者，应谨慎服用。

2. 古人认为，海藻不可与甘草同服。

10. 前胡

性味
功效

1.清热祛风

2.降气化痰

【性味】苦、辛，微寒

【归经】肺、脾、肝经

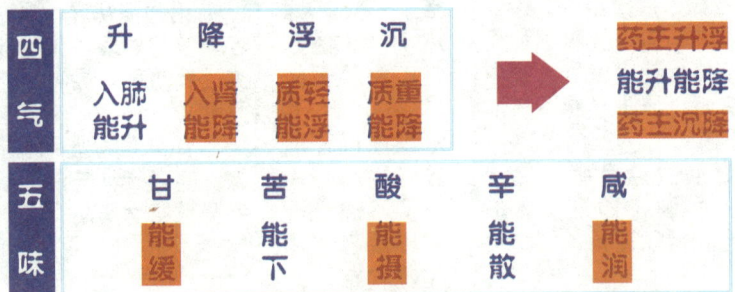

四气	升	降	浮	沉	→	药主升浮
	入肺能升	入肾能降	质轻能浮	质重能降		能升能降
						药主沉降
五味	甘	苦	酸	辛	咸
	能缓	能下	能摄	能散	能润

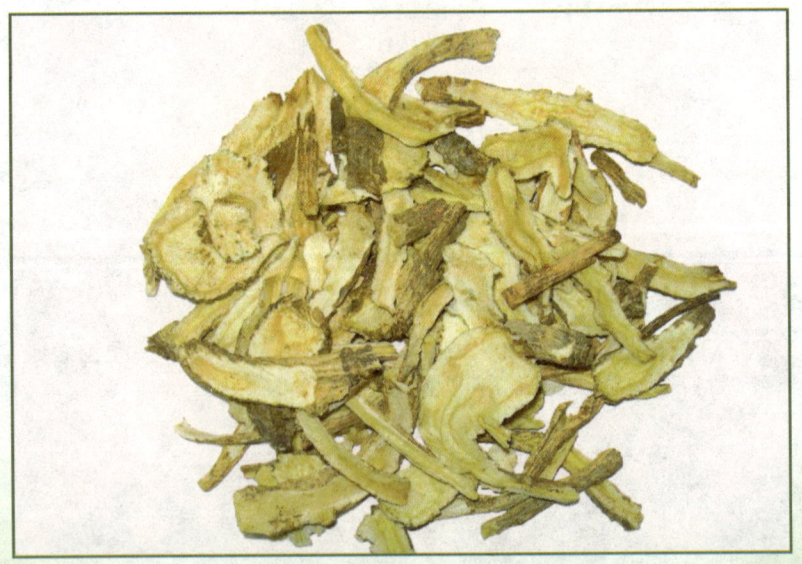

【参考用量】约10～15克。

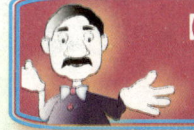

【主治】 外感发热，咳嗽，咳喘痰多，反胃呕逆，胸膈满闷。

外感发热，咳嗽：

前胡味苦而辛，味苦能下气，味辛能散热，能祛风散热，治疗风邪头痛乃祛风的功效，治疗寒热往来则属于散热的功效。

并且，前胡性寒而能胜热，味辛而能散邪，故又能治伤寒时行之寒热，为感冒表证之药。

重点说明

柴胡性味寒苦，入于少阳、厥阴，能治半表半里之证，以清往来之热。

前胡性味温辛，入于太阳、太阴，擅长于治初病之时，以清表里间之热。

柴胡之性，专于上升，而前胡之性，专于下气。

咳喘痰多，反胃呕逆，胸膈满闷：

咳嗽痰喘，声重气盛，表示邪气壅滞于肺经；

胸胁痞满，气结不舒，表示邪气壅滞于中；

妊娠发热，饮食不甘；小儿发热，疮疹未形；大人痰热，逆气隔拒，表示邪气壅闭在膜理之间。

前胡味苦微寒，功专下气，故皆能治之。

再 次 提 醒

1. 前胡苦辛而微寒，对于阴虚所致之咳嗽，阴虚所致之虚风内动，胸胁逆满者，应谨慎服用。

2. 前胡，虽能散有余之邪热痰实，但不可用于气虚血少之病。如果是因阴虚火炽，煎熬真阴，凝结为痰而出现咳嗽者，乃属于真气亏虚而不能归元，导致气机上逆，故出现胸胁逆满，头痛，内热心烦，这些症状都不是起因于痰，而是起因于阴血亏虚所致，此时不可用前胡。

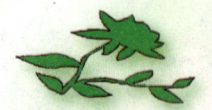

11. 白僵蚕

为蚕蛾科昆虫家蚕蛾的幼虫感染白僵菌。

性味功效

1. 祛风止痉

2. 化痰散结

3. 解毒利咽

【性味】辛、咸，平

【归经】肝、肺、胃经

四气	升	降	浮	沉	
	入肺能升	入肾能降	质轻能浮	质重能降	药主升浮 能升能降 药主沉降

五味	甘	苦	酸	辛	咸
	能缓	能下	能摄	能散	能润

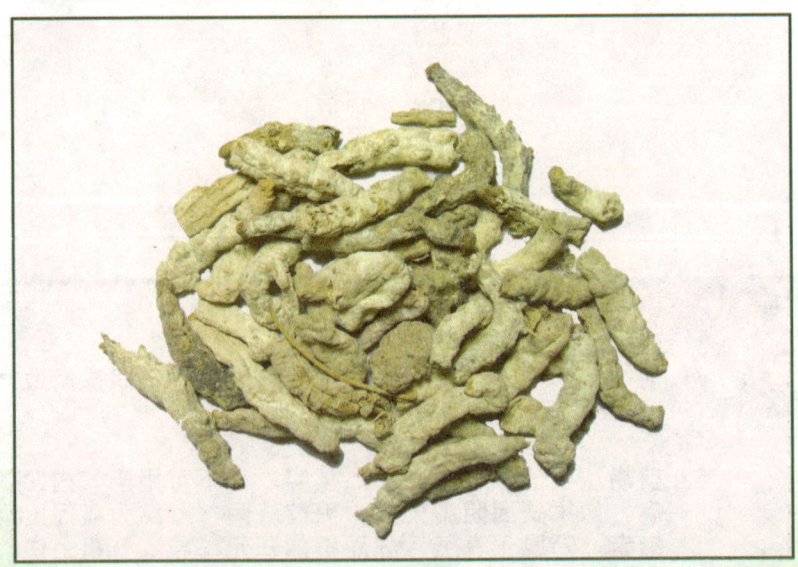

【参考用量】约5～10克。

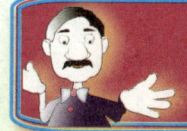

【主治】中风，口眼歪斜，偏正头痛，咽喉肿痛，抽搐，风疹，疮毒，痫病。

咽喉肿痛：

白僵蚕，味辛咸，性平，能祛风散寒，燥湿化痰，温行四脉。故能入肝兼入肺胃，治疗中风失音，头风齿痛，喉痹咽肿等因风寒入里，结而为痰之证。

此时可以合姜汤调下以吐，藉其辛热之力，以除风痰之害。

白僵蚕能治丹毒瘙痒，亦是因风与热交织，得此辛平之味，拔邪外出，则热自解。

重点说明

白僵蚕，之所以能治小儿惊痫夜啼，是因体内有水湿积聚，日久化为热而形成为惊，气机受阻则形成为痫。白僵蚕，味咸能制血利气，辛能散热，故可以治惊痫；如果因血热气阻则形成为夜啼，白僵蚕能制血散热，故可以治夜啼。

风疹，疮毒，痫病：

白僵蚕能胜风祛瘟，退热散结。治疗瘟疫所致的风湿，如果用苍、羌、防风等药，将会导致烦躁更为严重，热毒更为炽盛。如果此时兼有大头发颐、咽喉症，更应加入白僵蚕。

白僵蚕，味辛气温而性燥，能治湿胜之风痰，而不治燥热之风痰。

再 次 提 醒

1. 白僵蚕性味辛咸，药性下行而成寒，多服则令人小腹冷痛，遗溺。

2. 对于心血亏虚，血虚经络劲急所致之中风，小儿惊风夜啼；女子崩中，产后余痛，而不是感受风寒所致者，应谨慎服用。

3. 古人认为，僵蚕不可与桑螵蛸、桔梗、茯苓、茯神同服。

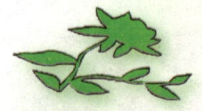

12. 葶苈子

性味
功效

1. 祛痰平喘

2. 清肺降气

3. 利水消肿

【性味】辛、苦，寒

【归经】肺、膀胱、大肠经

四气	升	降	浮	沉		药主升浮
	入肺 能升	入大肠 能降	质轻 能浮	质重 能降		能升能降 药主沉降
五味	甘 能 缓	苦 能 下	酸 能 摄	辛 能 散	咸 能 润	

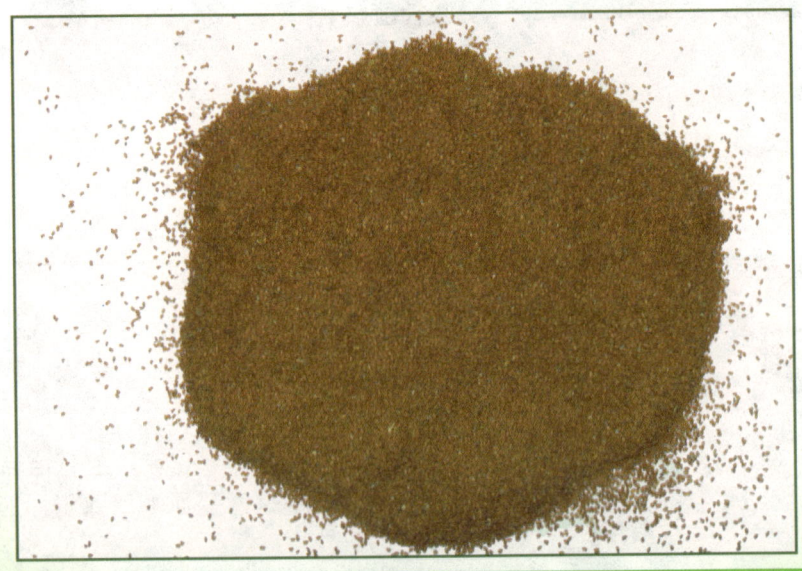

【参考用量】约10~15克。

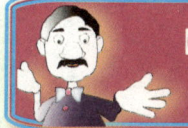

【主治】喘咳痰多，瘰疬结核，肺痈，胸腹积水，水肿，小便不利。

喘咳痰多，瘰疬结核：

葶苈子泻肺定喘，主要是其破泄的功效。

葶苈子属寒泄之品，能通利邪气之有余，不能补益正气之不足，如果不是因实热郁滞，则不妄用。

葶苈子苦降辛散，而性寒凉，久服则令人虚。

重点说明

葶苈子有甘、苦二种。甜葶苈子下泄之性缓，虽泄肺而不伤胃；苦葶苈子下泄之性急，既泄肺而易伤胃，故以大枣辅之。

肺痈，胸腹积水：

葶苈子气味俱厚，不减大黄。大黄之泻从中焦始，葶苈子之泻从上焦始，故《伤寒论》中承气汤用大黄，而陷胸汤用葶苈子。

水肿，小便不利：

葶苈子专泻肺气，肺为水源，故能泻肺，即能泻水。凡积聚寒热从水气来者，此药主之。

肺中水气膹满急者，非此不能除。但应水去则止，不可服用过剂。

再次提醒

葶苈子性味辛苦而寒，滑润而香，专泻肺气，久服则令人气虚，对于脾胃虚弱，阴液不足者，凡肿满是由于脾虚不能制水，水气泛溢，小便不通是由于膀胱气虚不能化气者，应谨慎服用。

165

九、祛风湿药

1. 威灵仙

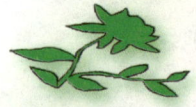

性味
功效

1.祛风除湿

2.通络止痛

【性味】辛、咸、微苦，温，小毒

【归经】膀胱、肝经

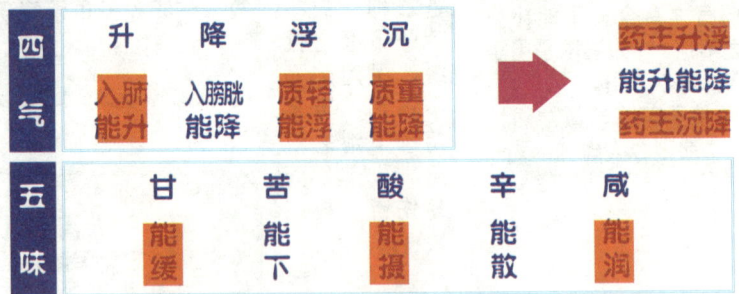

四气	升	降	浮	沉		药主升浮
	入肺能升	入膀胱能降	质轻能浮	质重能降	→	能升能降 药主沉降

五味	甘	苦	酸	辛	咸
	能缓	能下	能摄	能散	能润

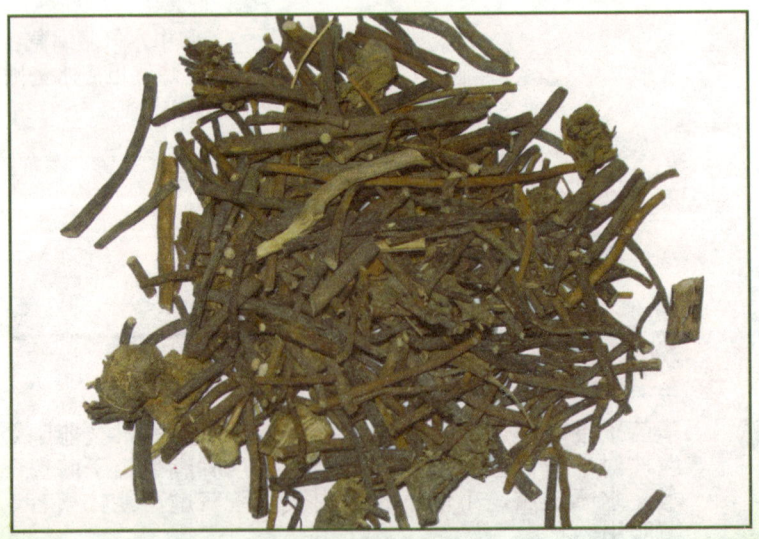

【参考用量】约10～15克。

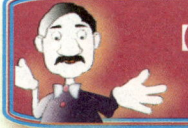

【主治】痰饮积聚，风湿痹痛，筋脉拘挛。

痰饮积聚：

威灵仙属木，治痛风之要药，能宣行五脏，通利经络，药性善于游走，横行直往，追逐风湿邪气，荡除痰涎冷积，神功特奏。

补充说明：

威灵仙味微辛咸，性温。味辛能泄气，味咸能泄水。对于风湿痰饮之病，如果属气血充盛的患者服之，自然能有捷效。

但因威灵仙的药性疏利泄气，久服容易损伤真气，属气血虚弱的患者应当慎服。

重点说明

威灵仙为祛风湿药，又能治鱼骨鲠喉。适合治疗风湿痹痛，以风邪偏胜、游走性肢体疼痛之症候。

风湿痹痛，筋脉拘挛：

威灵仙主治风湿痰壅滞于经络中，导致痛风走注，骨节疼痛，或肿或麻木等诸证。

如果风邪偏胜则患处居于上，如果湿邪偏胜则患处居于下，风湿之邪郁遏之久则化为血热，血热为本而痰则为标。可以用威灵仙疏通经络，则血滞痰阻无不立豁。如果因中风导致手足不遂，也可以威灵仙配伍他药来宣行气道。

再 次 提 醒

1. 威灵仙性味辛咸而温，对于血虚生风，气虚生痰，脾胃虚弱所致之痰湿停聚者，应谨慎服用。

2. 如果不是因风湿侵袭所致的虚热，虚汗，口渴身热者，亦应谨慎服用。

2. 五加皮

性味
功效

1. 养心补肾

2. 益气生津

3. 收敛固涩

【性味】酸、甘、温

【归经】肺、心、肾经

四气	升	降	浮	沉	药主升浮
	入肺能升	入肾能降	质轻能浮	质重能降	能升能降 药主沉降

五味	甘	苦	酸	辛	咸
	能缓	能下	能摄	能散	能润

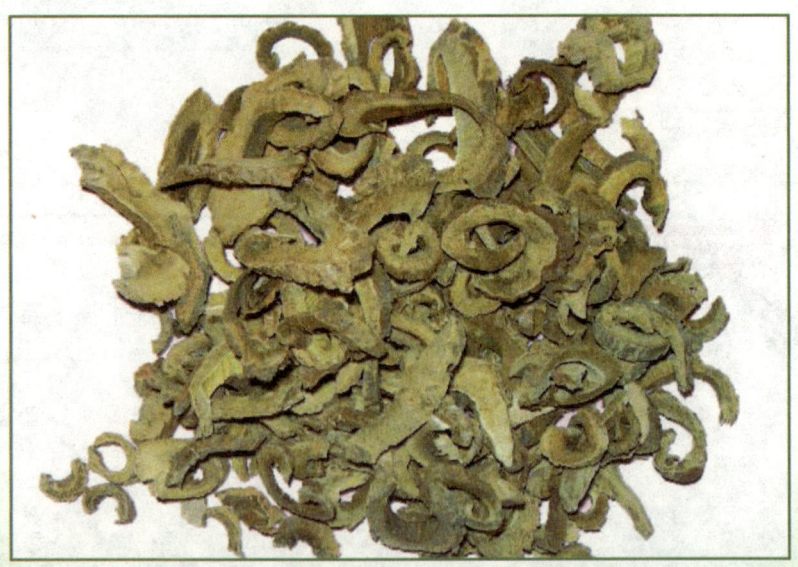

【参考用量】约10～15克。

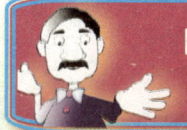

【主治】风寒湿痹，腰膝疼痛，体质虚弱，跌打损伤，脚气水肿，阴下湿痒。

风寒湿痹，腰膝疼痛：

五加皮，入足少阴肾、足厥阴肝经。所主诸证，皆因风寒湿邪伤于肝、肾二经之故，其中尤其以湿气为主。

地面之湿气，首先侵犯人体的下部皮肉筋脉。肝肾居下而主筋骨，故风寒湿之邪大多从自肝、肾二经而入。

五加皮味辛而能散风，苦能燥湿，性温而能除寒，二脏得其气而诸证悉疗矣。

重点说明

五加皮为祛风湿强筋骨之药，不仅能散外表之风湿，又能温补肝肾，但不可贪图疗效而服用过大，以免出现毒副作用。

脚气水肿，阴下湿痒：

五加皮，今人仅知此能理脚气，而不知其脚气之病因于风寒湿三气而成。风胜则筋骨为之拘挛；湿胜则筋脉为之缓纵，男子阴痿囊湿，女子阴痒虫生，小儿脚软；寒胜则血脉为之凝滞，筋骨为之疼痛，而脚因尔莫行。

服此辛苦而温，辛则顺气而化痰，苦则坚骨而益精，温则祛风而胜湿，凡肌肤之瘀血，筋骨之风邪，靡不因此而治。盖湿去则骨壮，风去则筋强，而脚安有不理者乎。但此虽属理脚之剂，仍不免有疏泄之虞，须于此内参以滋补之药，则用之历久而不变矣。

再次提醒

1. 五加皮，性味辛苦微甘，辛香温散，对于阴虚火旺，肝肾阴虚所致之虚火上炎，应谨慎服用。

2. 中毒症状：轻者出现恶心、呕吐、腹泻；重者出现全身震颤、麻痹，心脏中毒，严重时可导致死亡。

3. 蚕砂

为蚕蛾科昆虫家蚕蛾幼虫的干燥粪便。

性味功效

1. 祛风除湿

2. 和胃化浊

3. 活血通经

【性味】甘、辛，温

【归经】肝、脾、胃经

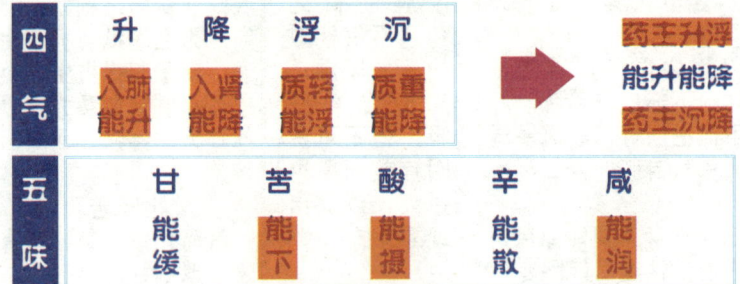

四气	升	降	浮	沉
	入肺能升	入肾能降	质轻能浮	质重能降

药主升浮
能升能降
药主沉降

五味	甘	苦	酸	辛	咸
	能缓	能下	能摄	能散	能润

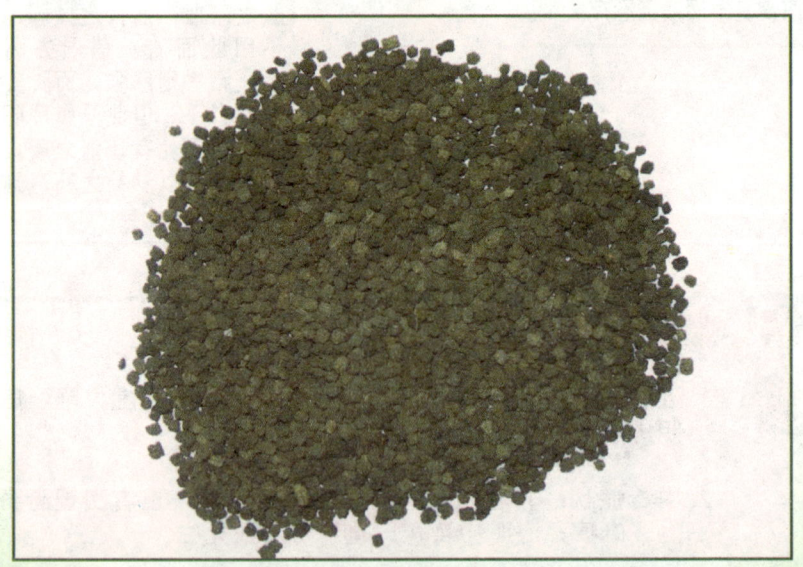

【参考用量】约5～10克。

170

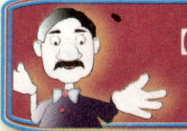

【主治】风湿痹痛，皮肤顽痹，肢体不遂，吐泻转筋，妇女头风，闭经崩漏。

活血通经：

用于妇女闭经，崩漏。蚕砂有活血之功。治妇女月经久闭，可用本品炒黄，入无灰酒煮熟温服，以活血通经。

重点说明

蚕沙为蚕蛾科昆虫家蚕蛾幼虫的干燥粪便，但性味平淡而不臭，以晚者为度，早蚕则不堪入药。

风湿痹痛，皮肤顽痹：

蚕砂性燥，燥能祛风胜湿，蚕沙能祛风除湿而通痹，故主疗风湿之病。

吐泻转筋：

蚕砂甘辛而温，能和胃化浊，治疗湿阻于中，脾胃不和，吐泻转筋等证，经常与木瓜、薏仁等舒筋化湿之品配伍，或与半夏、黄连等同用。

再次提醒

蚕砂性味甘辛而温，对于血液亏虚不能荣养经络，而无风湿外邪侵犯者，应谨慎服用。

171

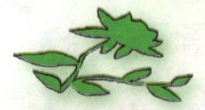

4. 乌梢蛇

游蛇科动物乌梢蛇除去内脏的全体。

性味功效

1.祛风止痉

2.通络止痛

【性味】甘，平，无毒

【归经】肝经

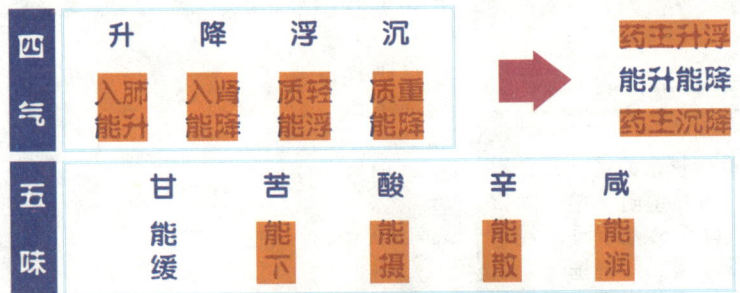

四气	升	降	浮	沉		药主升浮
	入肺能升	入肾能降	质轻能浮	质重能降		能升能降
						药主沉降

五味	甘	苦	酸	辛	咸
	能缓	能下	能摄	能散	能润

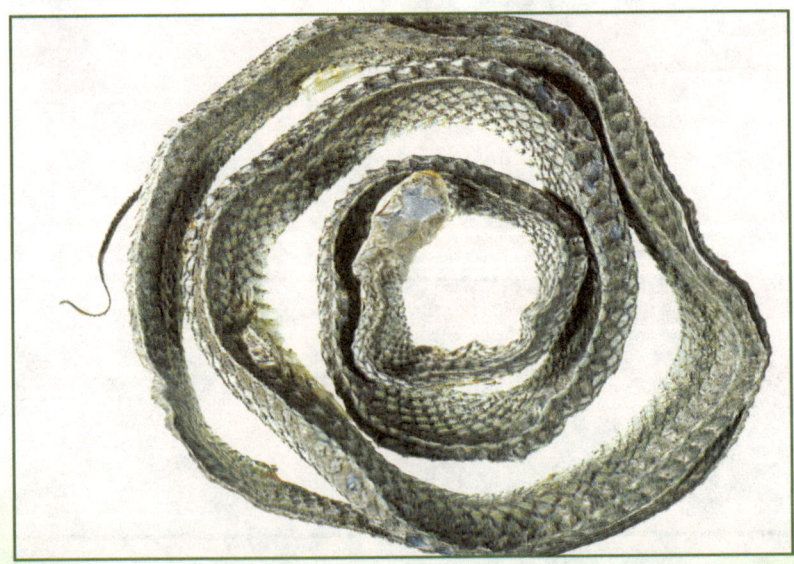

【参考用量】煎剂，9~12克；或焙干研末为丸、散。

172

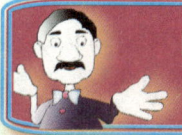

【主治】风湿顽痹，麻木拘挛，中风半身不遂，抽搐痉挛，风搔隐痒，疥癣。

风湿顽痹，麻木拘挛：

《本经逢原》：蛇类，主治诸风顽痹，皮肤不仁，风搔瘾疹，疥癣热毒，眉须脱落等证。但白花蛇主肺脏之风，为白癜风之专药。

乌梢蛇主肾脏之风，为紫云风之专药。两者的主治功效并不同，白花蛇有毒，而乌梢蛇则无毒。

重点说明

蛇类的特性为游走窜行，故古人将乌梢蛇作为舒筋活络药使用，其主治功效与白花蛇相似，但药力比较缓弱。有人将其他蛇类加工制成乌梢蛇入药，甚至将有毒的蝮蛇、眼镜蛇误作乌梢蛇使用，应注意鉴别。

补充说明：

《本草述》：按李（时珍）氏谓此种（乌梢蛇）与白花蛇同功，但性善耳。这两种虽味俱甘，皆入血，而白花蛇独兼有咸，则入血而祛风者，乌梢似难与之同，故《本草》所列主治，即有轻重之别也。

但方书之用乌者，于他证或与白花蛇合用，或分用，且用乌蛇反多于白者，岂以其性善之故，于他证更有攸利欤。

再 次 提 醒

乌梢蛇药性走窜，虽能祛风通络，多服反会损伤气血而生风动火，故对于平素血液亏虚所引起的虚风内动者，不可妄用。

173

十、安神药

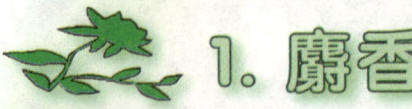

1. 麝香

为鹿科动物林麝、马麝、原麝成熟雄体香。

性味功效

1. 开窍醒脑

2. 活血散结

3. 消肿止痛

【性味】辛，温

【归经】心、肝、脾经

四气	升	降	浮	沉	
	入肺能升	入肾能降	质轻能浮	质重能降	药主升浮 能升能降 药主沉降

五味	甘	苦	酸	辛	咸
	能缓	能下	能摄	能散	能润

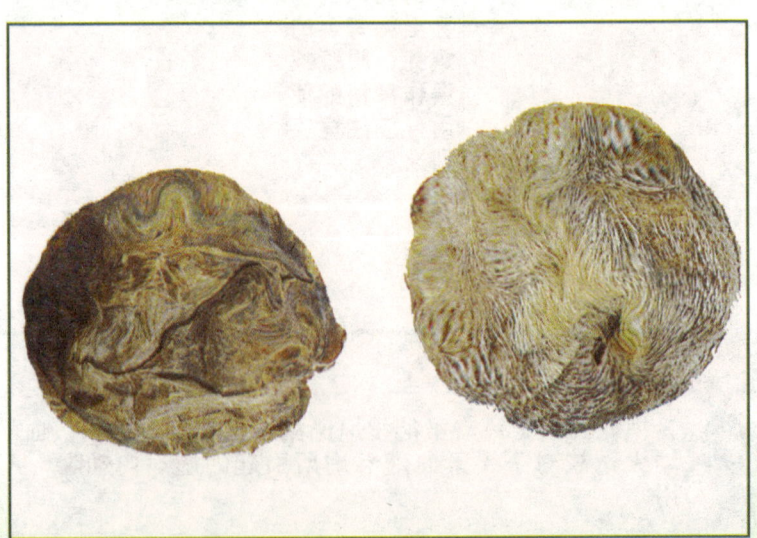

【参考用量】约0.1～0.3克。研末服用。

174

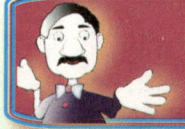

【主治】热病神昏，中风，心腹暴痛，中恶昏迷，血瘀经闭，跌打损伤，痈疽恶疮，口舌生疮。

血瘀经闭，跌打损伤，痈疽恶疮，口舌生疮：

麝香，辛香定窜，能自体内达于肌表，不论毫毛、肌肉、骨节诸窍，凡有风、寒、火、气、痰、涎、血、食，郁滞不通者，可以用此立开。

麝香辛香芳烈，不过借其香窜之气，以引入经络，借其气以达于病所，开其所闭之关，以推陈而致新。

重点说明

五脏之风，不可妄用麝香以泻卫气。口鼻出血，如果是因阳盛阴虚，有升无降，此时应当滋补阴液以抑制阳气，不可妄用麝香轻扬飞窜之剂。

妇人以血为主，凡因血海空虚导致寒热盗汗者，宜补养之，不可妄用麝香之散、琥珀之燥。

热病神昏，中风，心腹暴痛，中恶昏迷：

麝香，为诸香气药中最为强烈，其气可以透入骨髓，故于经络可以无所不入，然而辛香之剂，容易耗损真元，如果用之不当，反而会引邪入于骨髓，应当谨慎服用。

再 次 提 醒

1. 麝香性辛温窜气，可以通诸窍，开经络，透肌骨，解酒毒，消瓜果食积，但亦容易导致堕胎，故孕妇应当禁用。

2. 对于平素气弱血虚，劳伤过度者，应谨慎服用。

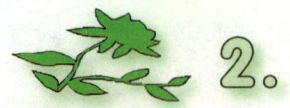

2. 珍珠

性味功效

1. 镇静安神

2. 清肝明目

3. 解毒生肌

【性味】甘、咸，寒

【归经】心、肝经

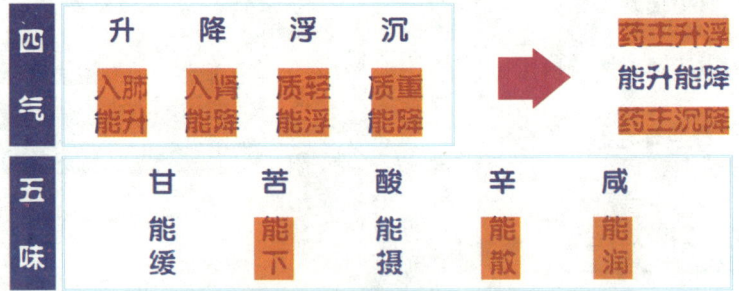

四气　升　降　浮　沉

入肺能升　入肾能降　质轻能浮　质重能降

药主升浮　能升能降　药主沉降

五味　甘　苦　酸　辛　咸

能缓　能下　能摄　能散　能润

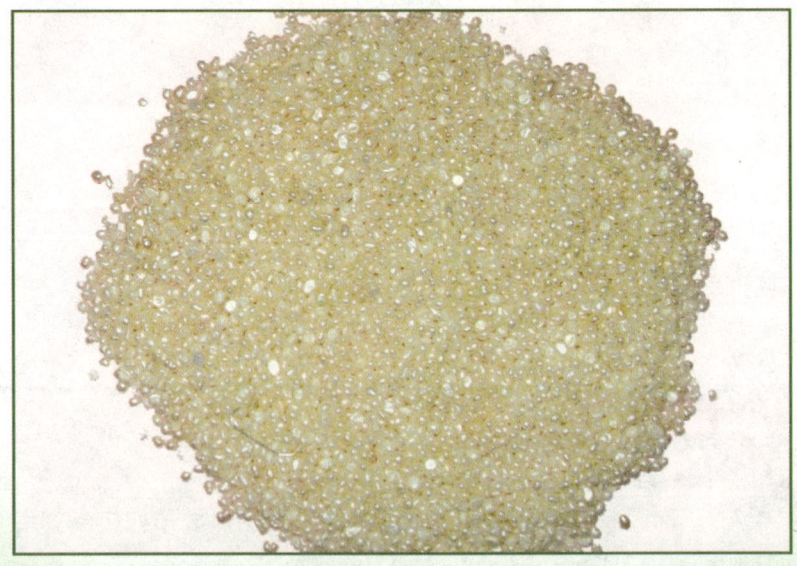

【参考用量】约0.1~0.3克。研末服用。

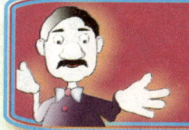

【主治】惊悸怔忡，心烦失眠，惊风癫痫，目赤肿痛，口舌生疮，咽喉溃烂，疮疡难愈。

目赤肿痛，口舌生疮，咽喉溃烂，疮疡难愈：

珍珠，味甘微咸，气寒无毒，入手少阴、足厥阴经。如果因心虚有热导致神气浮越于上，或是因肝虚有热导致目生翳障，珍珠能除心、肝二经之热，故能治之。

重点说明

珍珠母为蚌类的贝壳，性味略同于珍珠，珍珠母味咸性寒，质重沉降，有平肝潜阳，清心定惊之功，用于肝阳头痛，烦躁失眠，癫狂惊痫，可入于汤剂，但用量应大。

惊悸怔忡，心烦失眠，惊风癫痫：

珍珠能清心、肝邪热，可单用珍珠粉吞服或蜂蜜调服。

治疗惊悸怔忡，惊风癫痫，若为痰热所致者，可配伍朱砂、琥珀、竹沥等清热化痰；

如因气血不足所致者，可配伍人参、阿胶、酸枣仁同用，可以补气养血安神；

如因痰热所致的癫痫抽搐，可配伍黄连、胆南星、牛黄等同用，以清心化痰。

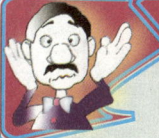

再 次 提 醒

1. 珍珠性味甘咸而寒，多入于丸、散，而不入于汤剂。以珍珠入药，必须研磨为粉末，才可服用。如果研之不细，则伤人脏腑。

2. 如果疮毒是因里热毒邪仍未尽除所致，突然使用珍珠以生肌，反会导致疮口难收。

3. 对于孕妇，病证不因火热所致者，应谨慎服用。

177

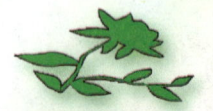

3. 钩藤

性味
功效

1. 熄风止痉

2. 收敛固涩

【性味】甘、微苦，微寒

【归经】肝、心包经

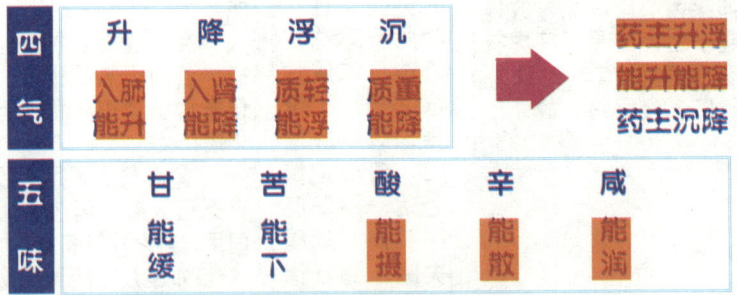

四气	升	降	浮	沉		药主升浮
	入肺能升	入肾能降	质轻能浮	质重能降		能升能降
						药主沉降

五味	甘	苦	酸	辛	咸
	能缓	能下	能摄	能散	能润

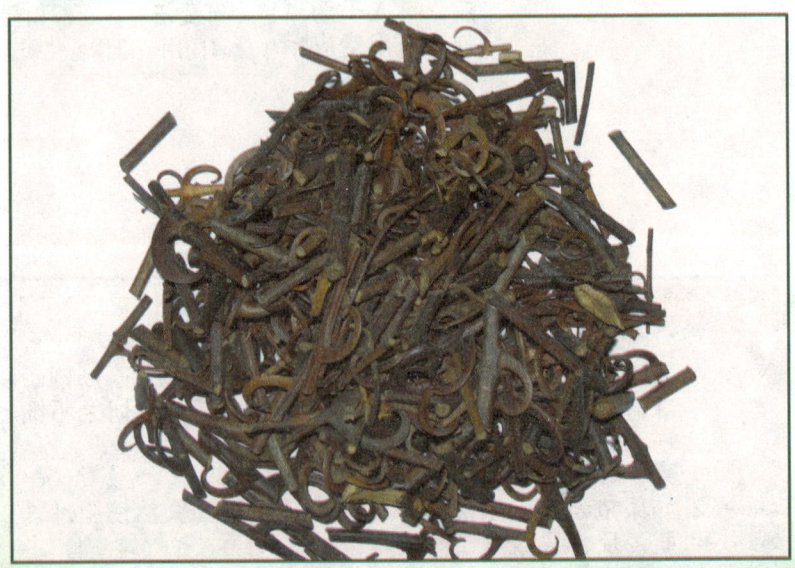

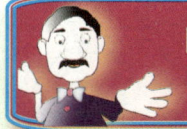

【主治】风热头痛，肝阳上亢，头晕目眩，小儿惊风、夜啼。

头晕目眩，小儿惊风、夜啼：

钩藤，味微甘苦，气味平和。为手少阴、足厥阴要药。少阴主火，厥阴主风，风火相搏，则为寒热、惊痫。此药气味甘、寒，直走二经，则风静火熄而肝心宁，寒热、惊痫自除。

钩藤气本轻清而性甘寒，最合于幼儿稚阴未充、稚阳易旺之体质，故主小儿惊啼。

重点说明

《本草汇言》：钩藤，久煎便无力，候他药煎熟十余沸，投入即起，颇得力也。去梗纯用嫩钩，功力10倍。

风热头痛，肝阳上亢：

钩藤，祛风的功效甚速，患有风证者必宜用之。

然而，风火之所以形成，大多是因肾水之不足，导致肝液干燥而虚火上炎，因此，如果于补阴药中配伍钩藤，则风火易散，如果完全不补阴，却只用钩藤来祛风散火，则风不但不能熄，反会导致虚火更为炽盛。

再 次 提 醒

1. 钩藤性味甘，微苦，微寒，气味平和，不宜久煎。对于脾胃虚寒，里无实热者，应谨慎服用。

2. 钩藤久服亦能损人真气，平素气血虚损者，应谨慎服用。

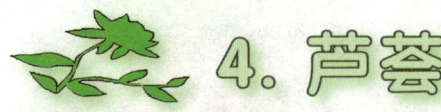

4. 芦荟

性味
功效

1.清肝泻下

2.利水除肿

3.杀虫

【性味】苦，寒

【归经】肝、大肠经

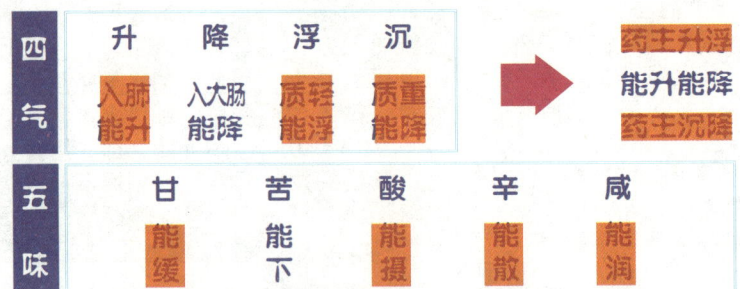

四气	升	降	浮	沉
	入肺能升	入大肠能降	质轻能浮	质重能降

药主升浮
能升能降
药主沉降

五味	甘	苦	酸	辛	咸
	能缓	能下	能摄	能散	能润

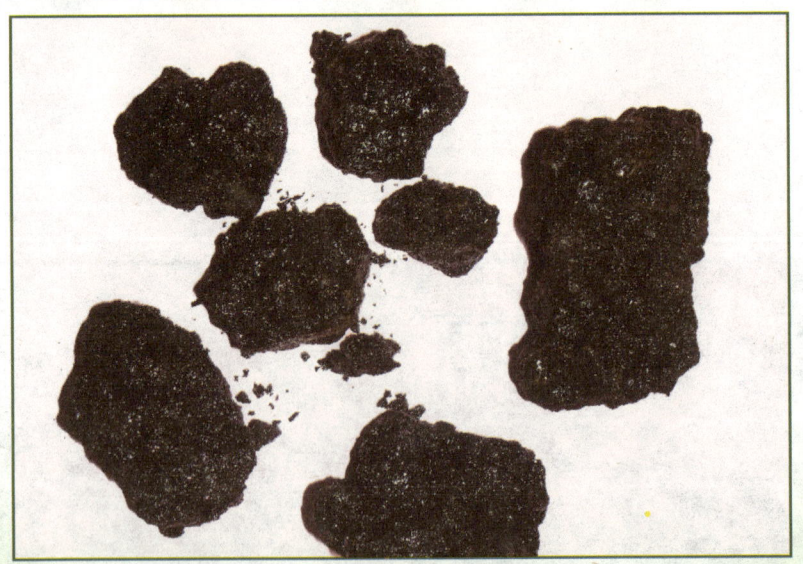

【参考用量】约15～30克。

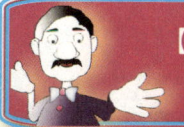

【主治】习惯性便秘，热结便秘，湿痒癣疮。

习惯性便秘，热结便秘：

芦荟，味苦，气寒，无毒。能解巴豆之毒，杀虫去形，镇心明目。治小儿癫痫惊搐。疗大人症瘕痔疽。癣发颈间，同甘草研匀服效。

重点说明

芦荟，乃凉肝杀虫之药，凡属肝脏为病，有热者，可以用之。但芦荟味极苦，气极寒，更甚于其他诸苦寒药。其功效主消而不主补，如果因内热气强者可以用之，如果因里虚所致之泄泻食少者，则禁之。

湿痒癣疮：

芦荟，寒能除热，苦能泄热燥湿，苦能杀虫，至苦至寒，故为除热杀虫之要药。其主热风烦闷，胸胁间热气，明目，镇心，小儿癫痫惊风，疗五疳，杀三虫者，热则生风，热能使人烦闷，热除则风热烦闷及胸膈间热气自解。

芦荟凉肝故明目。除烦故镇心。小儿癫痫惊风，热所化也；五疳同为内热脾胃停滞之证；湿热痔病疮瘘，亦皆湿热下客于肠脏，导致血液凝滞，故悉主之。能解巴豆毒，亦除热之力。

再次提醒

芦荟性味苦寒，具有泻热通便之功效。对于脾胃虚寒作泻，气逆不思食者，孕妇，应谨慎服用。

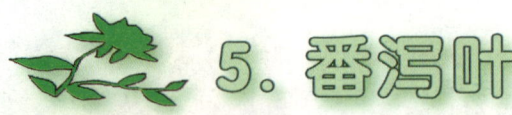

5. 番泻叶

性味
功效

1.通便利湿

2.泻热导滞

【性味】甘、苦，寒

【归经】大肠经

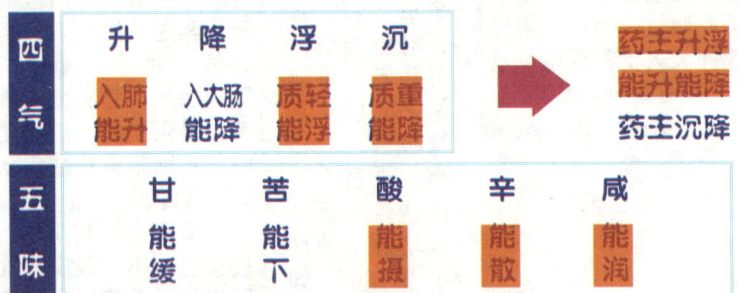

四气	升	降	浮	沉	
	入肺 能升	入大肠 能降	质轻 能浮	质重 能降	药主升浮 能升能降 药主沉降
五味	甘	苦	酸	辛	咸
	能缓	能下	能摄	能散	能润

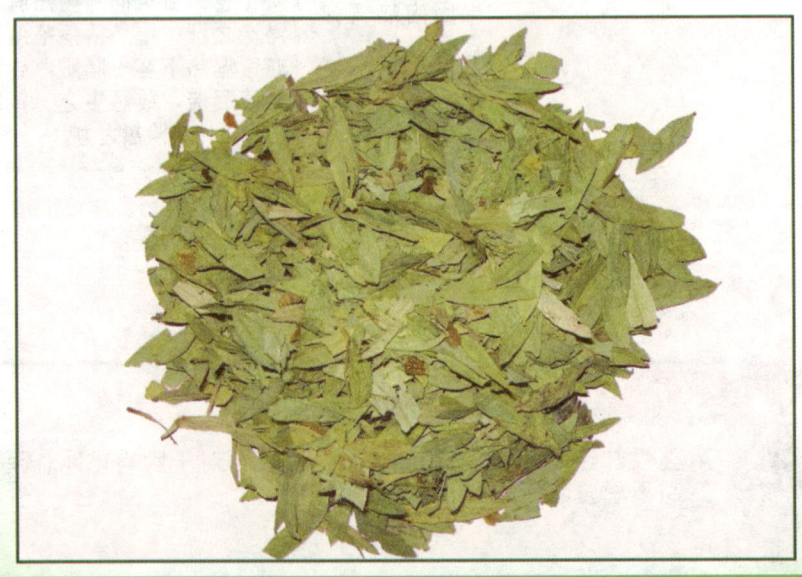

【参考用量】缓下用量：5～3克，攻下用量：5～10克。

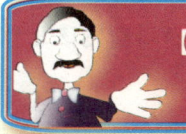

【主治】食物积滞，热结便秘，水肿胀满。

食物积滞，热结便秘，水肿胀满：

番泻叶苦寒降泄，有类似大黄的泻下作用，既能泻下导滞，又能清导实热，适用于热结便秘及老人便秘。通常以单味泡服，小剂量可起缓泻作用，大剂量则可攻下。

补充说明：

治疗热结便秘，腹满胀痛者，可配伍积实、厚朴，以增强泻下导滞作用。近代报道：用番泻叶每日3～6克，重症可加至10克，开水浸泡后服，观察137例，有效率95.1%，对老年性高血压，产后，术后诸不同类型的便秘均有良效。

重点说明

番泻叶，公元9世纪阿拉伯医生已将其作为药用，之后传入中国。《饮片新参》谓番泻叶主治功效为"泄热，利肠腑，通大便"。《现代实用中药》认为"番泻叶，少用为苦味健胃药，能促进消化；适量服用则能起缓下作用。"

补充说明：

番泻叶广泛应用于X线腹部摄影，或腹部手术及肛门疾病术前服用，作为清洁肠道使用。

番泻叶中含蒽醌衍生物，经由胃、小肠吸收后，可于肝中分解，其分解物经血液运行至腹部，能兴奋骨盘神经节以收缩大肠，引起腹泻。

番泻叶的泻下作用与刺激性比其他泻药更强，因而泻下时通常会出现腹痛。

再次提醒

1. 番泻叶的豆荚有大毒，对胃肠道有强烈的刺激作用。如果服用剂量过大，则会出现恶心、呕吐、腹痛等副作用。

2. 番泻叶性味苦寒，久服或多服，容易损伤人体正气。对于脾胃虚弱、妇女哺乳期、月经期及孕妇，不可妄用。

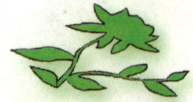

十一、补气药

1. 太子参

为石竹科植物孩儿参的干燥块根。

性味功效

1. 润肺补脾

2. 益气生津

【性味】甘、微苦，微寒

【归经】脾、肺经

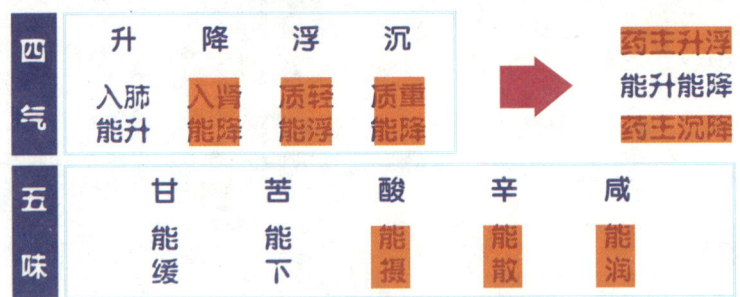

四气	升	降	浮	沉	
	入肺能升	入肾能降	质轻能浮	质重能降	药主升浮 能升能降 药主沉降

五味	甘	苦	酸	辛	咸
	能缓	能下	能摄	能散	能润

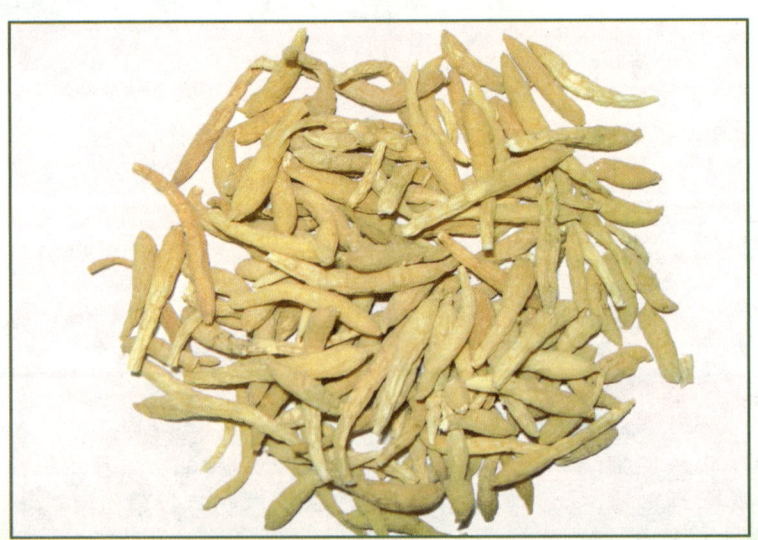

【参考用量】约15～30克。

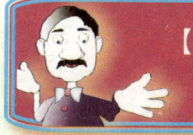

【主治】脾胃虚弱，气阴两伤，咳嗽痰少，短气乏力，神经衰弱，心悸失眠，头昏健忘。

脾胃虚弱：

用于脾胃虚弱之证。太子参药性平和而入脾经，有补脾益气之功，故可用于脾胃虚弱而又不受峻补者，常与黄芪、白术等同用，以增强益气补脾之效。

补充说明：

温病后期，气虚津伤，内热口渴，太子参可与生地、知母、麦冬等同用，以益气生津止渴。

太子参常与麦冬、五味子、生黄芪、浮小麦等同用，治疗汗出频频，以益气养阴，固表止汗。

重点说明

古代本草所载太子参，为五加科之人参小者。现代之太子参为石竹科植物，与人参非同一物。当代之太子参为清补之品，有人参的益气生津和补益脾胃的作用，但药力薄弱，补虚之力远不及人参，也较党参为差，其偏于补益气阴，对气虚而兼阴亏者尤为相宜。

气阴两伤：

太子参，能益气生津，润肺燥，经常配伍沙参、百合、麦冬、贝母等，用于肺虚气阴两伤，咳嗽痰少，短气乏力。

再 次 提 醒

太子参为石竹科植物孩儿参的干燥块根，性味甘、微苦，微寒，与人参并不属同一类，药力偏于薄弱，需久服方得见效。对于外有表邪未解，或是里有实热痰饮停滞，应谨慎服用。

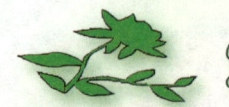

2. 白扁豆

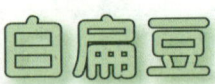

性味功效

1. 健脾化湿

2. 消暑益气

【性味】甘、淡，平

【归经】脾、胃经

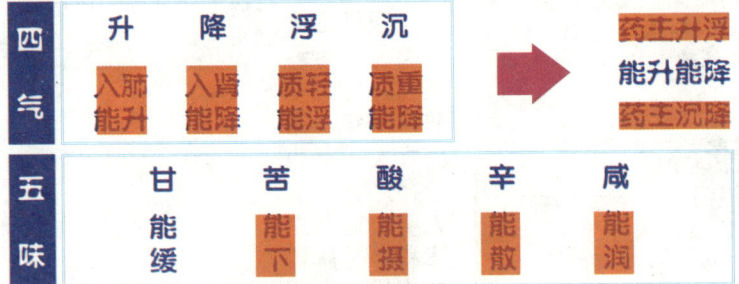

四气	升	降	浮	沉	
	入肺能升	入肾能降	质轻能浮	质重能降	药主升浮 能升能降 药主沉降

五味	甘	苦	酸	辛	咸
	能缓	能下	能摄	能散	能润

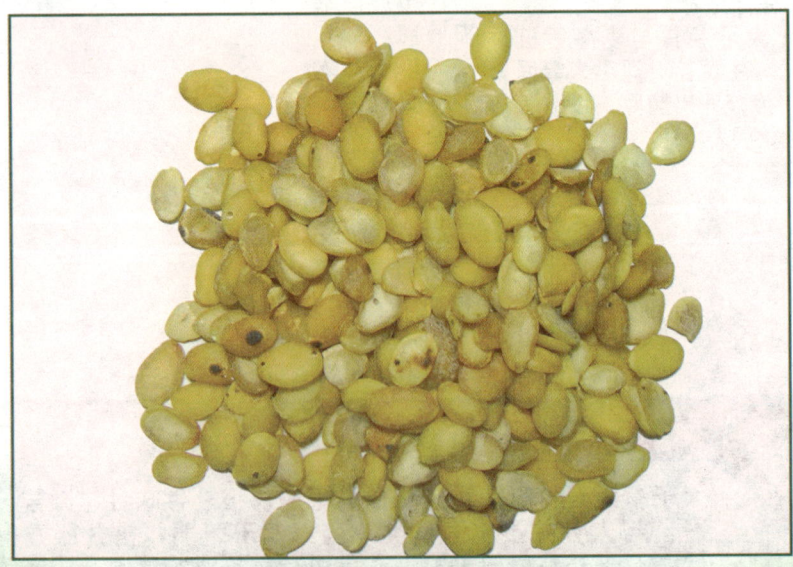

【参考用量】约15～30克。

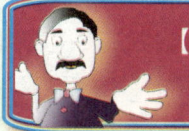

【主治】烦渴胸闷，食少便溏，脾虚生湿，暑湿吐泻，白带过多，安胎。

脾虚生湿，暑湿吐泻：

白扁豆，味甘平而不甜，气清香而不窜，性温和而色微黄，与脾性最合。

主治霍乱呕吐，肠鸣泄泻，炎天暑气，酒毒伤胃，为和中益气佳品。又取其色白，气味清和。用清肺气，肺清则气顺。下行通利大肠，能化清降浊，善于治疗肠红久泻，清气下陷。

重点说明

健脾开胃药的药性，大多偏于香燥或辛温，只有扁豆药性冲和而能清热健脾，类似于石斛，并且具有祛暑的功效。

白带过多，安胎：

白扁豆并非安胎之药，为何前人安胎药中往往用之？

因胎之不安者，是由于气之不安，白扁豆最善于和中，故能和胎气。

白扁豆亦善于种子，凡妇人不能受孕，大多是由于任督损伤，白扁豆善理任督，又入脾胃二经，配伍人参、白术，引入任督之路，使三经彼此调和，则子宫胞络，自然容易孕胎。

烦渴胸闷，食少便溏：

扁豆如何补脾？盖缘脾喜甘，扁豆得味之甘，故能于脾而有益也；脾得香而能舒，扁豆禀气芬芳，故能于脾而克舒也；脾苦湿而喜燥，扁豆得性之温，故能于脾而克燥也。

脾土既实，则水道自通，三焦不混，而太阴暑湿之邪，自尔克消，安能复藏于脾而有渴、泻之病乎。但多食壅滞、不可不知。

再次提醒

白扁豆性味甘淡，入脾、胃经。多食则容易壅滞气机，导致中气坠落而伤脾，对于外感寒热未愈，痰饮水湿停聚者，应谨慎服用。必要时，应配伍陈皮、砂仁等理气药。

187

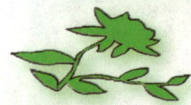

1. 玉竹

性味
功效

1. 滋阴润肺

2. 养胃生津

【性味】甘，平

【归经】肺、胃经

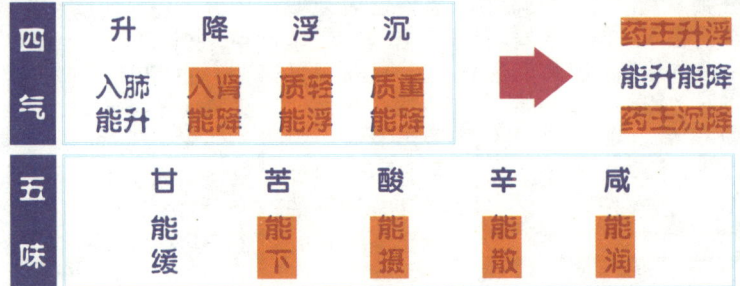

四气	升	降	浮	沉	
	入肺能升	入肾能降	质轻能浮	质重能降	药主升浮 能升能降 药主沉降

五味	甘	苦	酸	辛	咸
	能缓	能下	能摄	能散	能润

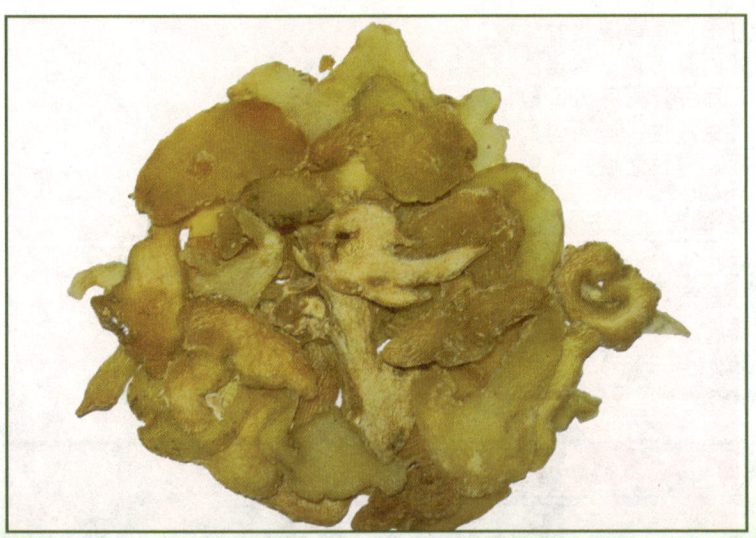

【参考用量】约10～15克。

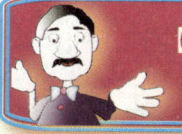

【主治】燥咳劳嗽，口燥咽干，内热消渴，头昏眩晕，筋脉挛痛。

内热消渴，头昏眩晕，筋脉挛痛：

玉竹，质润之品，能滋阴息风、养液柔筋，主治阴虚内风之头昏眩晕，阴血亏虚不濡润筋脉而挛缩疼痛。

由于风温风热之证，最容易损伤阴液，而养阴之药，又容易滞碍邪热，只有玉竹甘平滋润，能补阴而不滞邪。可以治肺胃燥热、津液枯涸、口渴等证，而胃火炽盛、燥渴消谷、多食易饥者，尤有捷效。

重点说明

玉竹，可以治风温自汗身重，语言难出，用玉竹汤作为君药。每用治虚劳寒热，及一切不足之症，可代替参、芪使用，不寒不燥，大有殊功。不只于去风热湿毒而已，此昔人所未阐者也。

燥咳劳嗽，口燥咽干：

玉竹，入肺胃二经，甘寒质润，善于滋阴润燥，养胃生津，润而不滑，和而不偏，虽说是滋阴与地黄同功，补阳与人参同力，但汁薄而不能如地黄之浓厚，力小而不能如人参之大补。性平和缓，不能与地黄之滋阴，人参之补元相比。

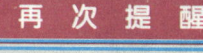

再次提醒

玉竹性味甘平，质润多液，对于痰浊水湿停滞于内，脾胃虚寒，大便溏泻者，应谨慎服用。

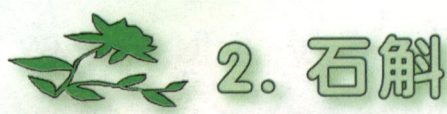

2. 石斛

性味功效

1. 生津养胃

2. 滋阴清热

3. 润肺益肾

【性味】甘、微苦，微寒

【归经】胃、肺、肾经

四气	升	降	浮	沉		药主升浮
	入肺能升	入肾能降	质轻能浮	质重能降	➡	能升能降 药主沉降

五味	甘	苦	酸	辛	咸
	能缓	能下	能摄	能散	能润

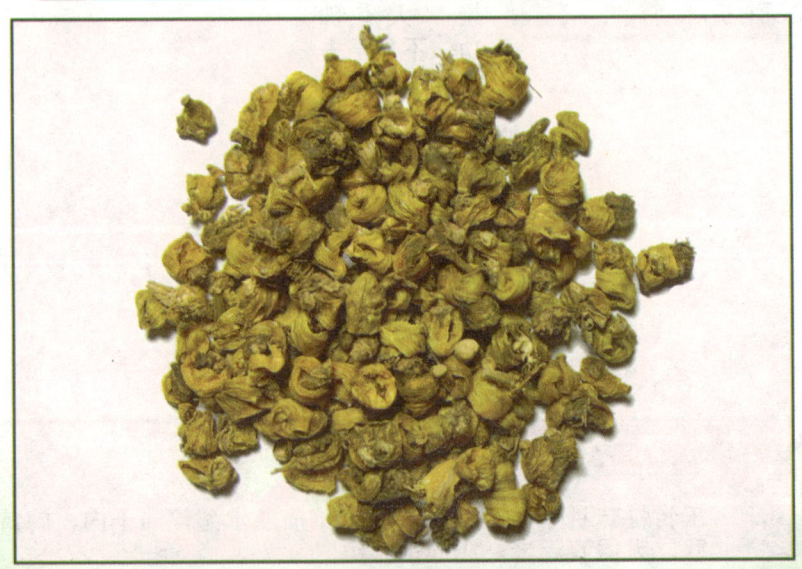

【参考用量】约10～15克。

190

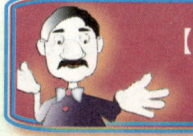

【主治】热病伤津，口干烦渴，肺燥干咳，胃肾虚热，腰膝软弱。

热病伤津，口干烦渴，肺燥干咳：

石斛，甘可悦脾，咸能益肾。平胃气而除虚热，益肾阴而安神志，为胃虚挟热伤阴专药，但味薄力缓，无捷奏之功，古人以此代茶，甚清膈上。

重点说明

石斛质地润泽，虽能清热生津，亦能敛邪，用之不可不慎！

胃肾虚热：

石斛，入脾而除虚热，入肾而涩元气。但形瘦无汁，味淡难出，非经久熬，气味莫泄，故只可入平剂以治虚热。补性虽有，但不能用以治疗重病。

补充说明：

肺胃为温邪必犯之地，邪热郁积则容易灼伤津液，导致胃液枯干。

如果要清胃救津，则必须用石斛之甘滋轻灵。然而，如果温邪久聚，伤及下焦，劫灼真阴，此时服用石斛，则略嫌药性轻浮。

因为真阴与气液并不同，救真阴之药应浓厚，救气液之药应清淡，如果以浓厚之药救气液，则反会转滋转燥，使邪热愈深，如果以清淡之药救真阴，则杯水车薪，势必不济。

再次提醒

石斛性味甘、微苦，微寒，质地润泽，能清热生津，亦能敛邪，适用于阴液亏虚之证。对于脾胃虚寒，水湿停聚，大便溏泻，或是因实热内盛所致的痰火壅盛，应谨慎服用。

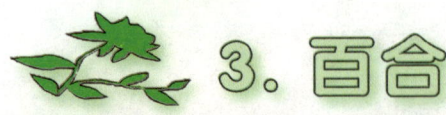 # 3. 百合

 性味功效

1. 滋阴润肺

2. 清心安神

【性味】甘、微苦，微寒

【归经】肺、心经

四气	升 入肺 能升	降 入肾 能降	浮 质轻 能浮	沉 质重 能降

→ 药主升浮
能升能降
药主沉降

五味	甘 能缓	苦 能下	酸 能摄	辛 能散	咸 能润

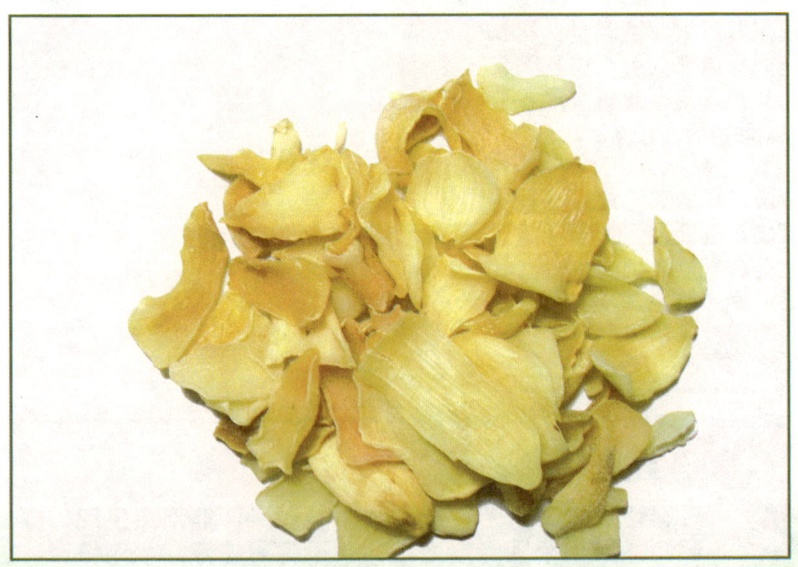

【参考用量】约10~15克。

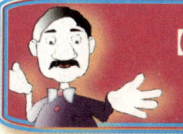

【主治】阴虚久咳，肺虚燥咳，虚烦惊悸、失眠多梦，精神恍惚，坐卧不宁。

阴虚久咳，肺虚燥咳：

百合的功效，在于益气而兼能利气，在于养正而更能去邪，为渗利和中之美药。如伤寒百合病，行住坐卧，皆不能定，这是因邪正相互争斗，逆乱于胸中的缘故，可用此药治之。

重点说明

百合能清泄肺胃之热，而通调水道，导泄郁热。然而，百合只能治邪热壅阻于内的病证，如果是因寒湿停滞，导致脾肾阳衰者，则不可用之。

虚烦惊悸，失眠多梦，精神恍惚，坐卧不宁：

百合，主邪气腹胀。

邪热在腹，则腹胀，清其邪热则胀消；

解利心家之邪热，则心痛自疗；

肾主二便，肾与大肠二经有热邪则不通利，清二经之邪热，则大小便自利；

甘能补中，热清则气生，故补中益气；

清热利小便，故除浮肿、肿胀、痞满、寒热、通身疼痛。

乳难，足阳明热也；喉痹者，手少阳三焦、手少阴心家热也；

涕泪，肺肝热也。清阳明三焦心部之热，则以上诸病自除。

再 次 提 醒

1. 百合能清泄肺胃之热而通调水道，导泄郁热，必以有实热郁积者为宜。如肺热炽甚所致之咳嗽。

2. 对于阴寒内盛，大便滑泻者，应谨慎服用。如果为风寒外束于肌表所致之咳嗽，则不可用。

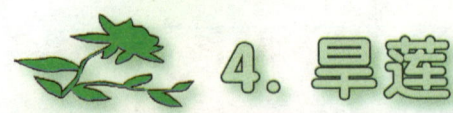

4. 旱莲草

性味功效

1.补益肝肾

2.凉血止血

【性味】甘、酸，凉

【归经】肝、肾经

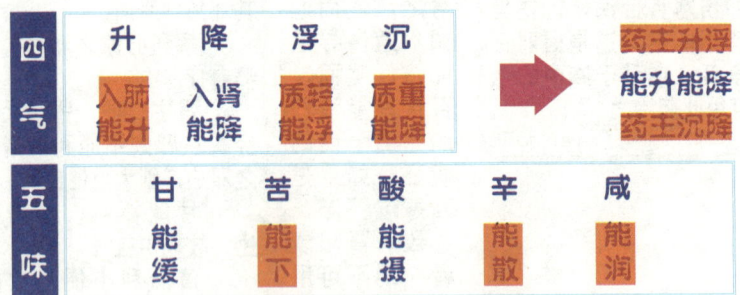

四气	升	降	浮	沉		药主升浮
	入肺能升	入肾能降	质轻能浮	质重能降		能升能降 药主沉降

五味	甘	苦	酸	辛	咸
	能缓	能下	能摄	能散	能润

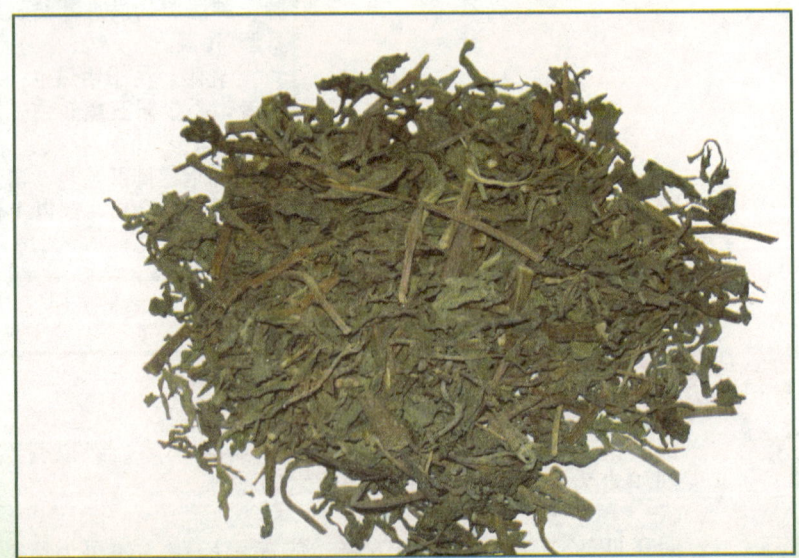

【参考用量】约10～15克。

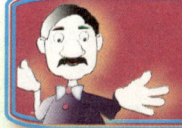

【主治】肝肾亏虚，头晕目眩，须发早白，吐血，咯血诸血证，崩漏，外伤出血。

吐血，咯血诸血证，崩漏，外伤出血：

旱莲草，阴寒之质，虽善于凉血，却不益于脾胃。如果患有血热，但脾胃虚败，饮食难消，以及易溏薄作泄者，千万不可轻服。可用姜汁和剂，以防其寒凉而不利于肠胃。。

肝肾亏虚，头晕目眩，须发早白：

须发之早白，虽然是因肾水之干燥，同时也是因任督之空虚。任督之脉，上通于唇口之间，下入于腰脐之内。

如果肾虚而任督未虚者，表现为老年发白而须不白；如果中年发未白而须先白，则是因任督空虚所致。

要使须发已白者重变为乌，则必须补任督，同时补肾。然而补任督之药无多，仍应宜补肾以生任督，这是因任督原通于肾，故补肾则任督之气自生。

旱莲草只能入肾，而不能入任督二脉，因此必须配伍补肾之药，方得有效。

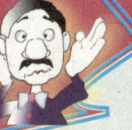

再次提醒

旱莲草性味甘酸而凉，能凉血益血，适用于肾阴亏虚所致的虚热内生之证，对于脾肾阳虚所致的阴寒内盛，则不可妄用。凡脾胃虚，大便溏泻者，亦应谨慎服用。

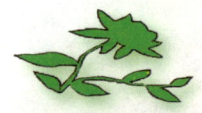

5. 黑芝麻

性味功效

1. 补益肝肾

2. 养血益精

3. 润肠通便

【性味】甘，平

【归经】肝、脾、肾经

四气	升	降	浮	沉	→	药主升浮
	入肺能升	入肾能降	质轻能浮	质重能降		能升能降 药主沉降

五味	甘	苦	酸	辛	咸
	能缓	能下	能摄	能散	能润

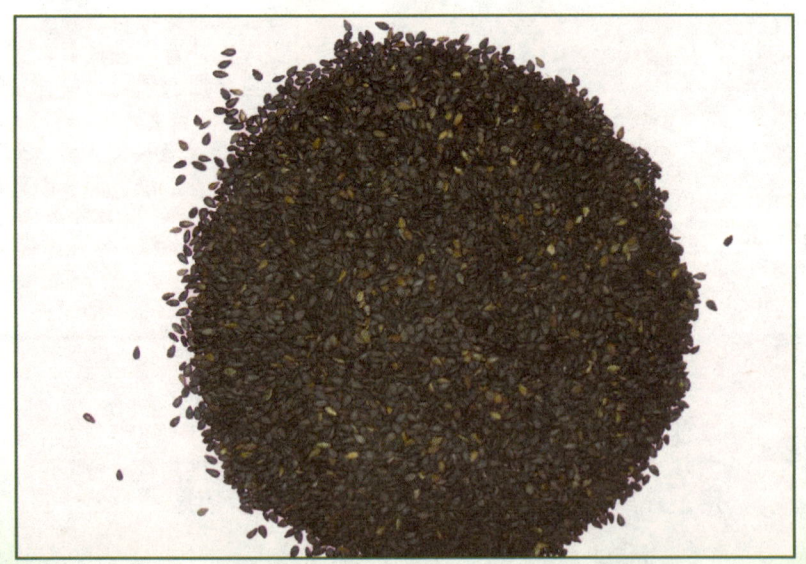

【参考用量】约15～30克。

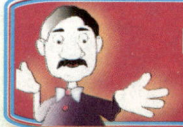

【主治】头晕耳鸣，腰脚酸软，须发早白，肌肤干燥，肠燥便秘，妇人乳少，痈疮湿疹。

肌肤干燥：

黑芝麻，性润，故能填精益髓。味甘，故能补血、暖脾、耐饥。

凡因血枯而出现二便艰涩，须发不乌，风湿停聚于内，导致发为疮疥，小儿痘疹变黑而枯燥时，可以黑芝麻甘缓滑利之味治之。

痈疮湿疹：

黑芝麻，甘寒而滑利，故主胞衣不下及利大肠，生黑芝麻的气味更寒，故能解毒凉血，摩疮肿，生秃发。

重点说明

黑芝麻体质多油，不可多服，多服则令人肠道滑脱。黑芝麻，应当蒸熟食用，生黑芝麻容易导致痰聚、生虫、脱发，炒黑芝麻则容易导致发热燥血。

头晕耳鸣，腰脚酸软，须发早白：

黑芝麻能乌发，但须久服多服，禁欲。

乌芝麻入肾经，并通任督之脉，功擅黑须。凡黑须发之药，缺乌芝麻则不成功，盖诸药止能补肾，而不能通任督之路也。

唇口之间，乃任督脉之通路，乌芝麻能通任督，而又补肾，且其汁又黑，所以取效神也。但功力甚薄，如果不久服多服，并且配伍补精之药，则功效不大。

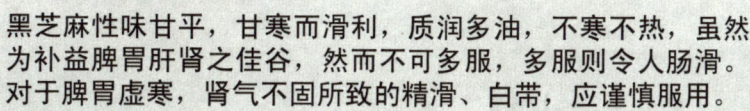

再 次 提 醒

黑芝麻性味甘平，甘寒而滑利，质润多油，不寒不热，虽然为补益脾胃肝肾之佳谷，然而不可多服，多服则令人肠滑。对于脾胃虚寒，肾气不固所致的精滑、白带，应谨慎服用。

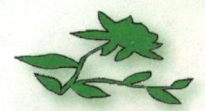 # 6. 龟甲

 性味功效

1. 滋阴潜阳

2. 补肾益髓

3. 固经止血

【性味】咸、甘，微寒

【归经】肝、肾经

四气	升	降	浮	沉	→	药主升浮
	入肺能升	入肾能降	质轻能浮	质重能降		能升能降 药主沉降

五味	甘	苦	酸	辛	咸
	能缓	能下	能摄	能散	能润

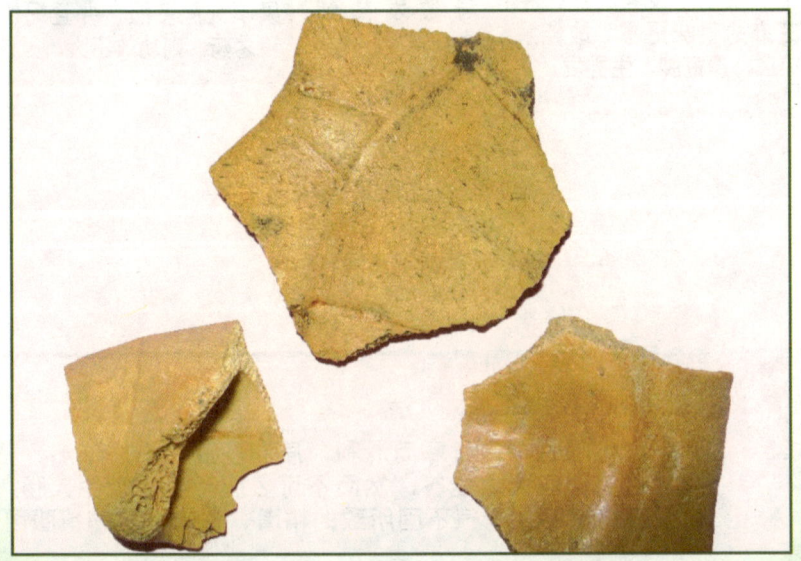

【参考用量】约15～30克。

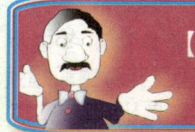

【主治】阴虚火旺，骨蒸潮热，盗汗遗精，腰膝酸软，心神失养，惊悸失眠，月经过多，崩中漏下。

腰膝酸软，心神失养，惊悸失眠，月经过多，崩中漏下：

龟甲咸平，入肾经，能补水制火，故能强筋骨，益心智，止咳嗽，截久疟，去淤血，止新血。

滋阴降火之药，大多是寒凉损胃，只有龟甲能益大肠，止泄泻，使人进食。

重点说明

龟甲、鳖甲，二者皆为至阴之物，所主功效大略相同。但鳖甲能走肝益肾以除热，龟甲则通心入肾以滋阴，功效稍有不同。

阴虚火旺，骨蒸潮热，盗汗遗精：

龟甲味厚气浊，为浊中浊品，专入肾脏。主治咽痛口燥，气喘咳嗽，或劳热骨蒸，四肢发热，产妇阴脱发躁，凡因肾水亏虚，导致相火无依，非用此气柔贞静之龟甲，不能息其炎上之火。

又取其汁润滋阴，味咸养脉，主治朝凉夜热，盗汗遗精，神疲力怯，腰痛腿酸，瘫痪拘挛，手足虚弱，久疟血枯，小儿囟颅不合，凡因真脏虚衰，导致元阴不生，非用此味浊纯阴之龟甲，不能补其不足之阴。

再 次 提 醒

龟甲性味咸甘，微寒，入肝、肾二经，虽能滋阴润燥，但因性寒，久服乃容易导致脾胃虚寒。对于脾肾阳虚，阴寒内盛，里有湿热停滞者，应谨慎服用。

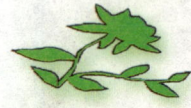

1.冬虫夏草

为麦角菌科冬虫夏草菌的子座及其寄主蝙蝠蛾科等幼虫体(菌核)的复合体。

性味功效

1.补肺益肾	【性味】甘，温
2.纳气平喘	【归经】肺、肾经

四气	升 入肺 能升	降 入肾 能降	浮 质轻 能浮	沉 质重 能降	→	药主升浮 能升能降 药主沉降

五味	甘 能缓	苦 能下	酸 能摄	辛 能散	咸 能润

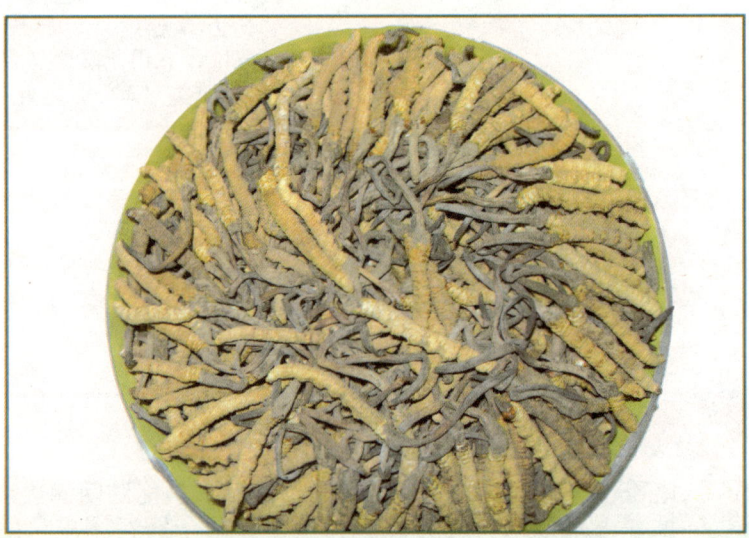

【参考用量】约10～15克。

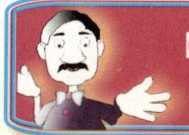

【主治】肺虚咳喘，劳嗽痰血，自汗，盗汗，腰膝酸软，阳痿，遗精。

肺虚咳喘，劳嗽痰血：

冬虫夏草，具温和平补之性，为虚疟、虚痞、虚胀、虚痛之圣药，功胜九香虫。凡阴虚阳亢而为喘逆痰嗽者，不但可以调经，种子有专能。

阳痿，遗精：

冬虫夏草最早见于吴氏《本草从新》，吴氏称其甘平，保肺，益肾补精髓，止血化痰，已劳嗽。

近人喜欢用来治阴虚劳怯，咳嗽失血之证，然却不见得有其功效。《四川通志》又称其补精益髓，盛赞其功效，此说也不可尽信。

重点说明

冬虫夏草经常被人误用，事实上，冬虫夏草味甘而性温，入于肺、肾经，虽能补肾，却只能用于真寒证，而不宜于用于虚热证。

自汗，盗汗：

曾有人患劳怯而汗大泄，盛夏密室犹畏风寒，服冬虫夏草而愈，此证乃是真寒之证，大汗亡阳，因此经常畏寒。

原本应当用服参、附，如今服冬虫夏草而能愈之，表示冬虫夏草属温补之性。

然而，对于因阴液亏虚所致的劳怯咳嗽，乃是因虚火上逆所致，如果仍旧服冬虫夏草，反会导致虚火更为炽盛，甚至咳嗽愈甚而咳血愈多。

再 次 提 醒

冬虫夏草性味甘温，能入肾肺，适用于虚寒体质者，对于表邪未解痰热壅滞，阴虚火旺，大便溏泄，亦应谨慎服用。

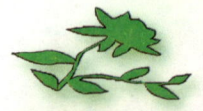

2. 肉苁蓉

性味功效

1. 温补肾阳

2. 补益精血

3. 濡润肠道

【性味】甘、酸、咸，温

【归经】肾、大肠经

四气	升	降	浮	沉	药主升浮
	入肺能升	入肾能降	质轻能浮	质重能降	能升能降 药主沉降

五味	甘	苦	酸	辛	咸
	能缓	能下	能摄	能散	能润

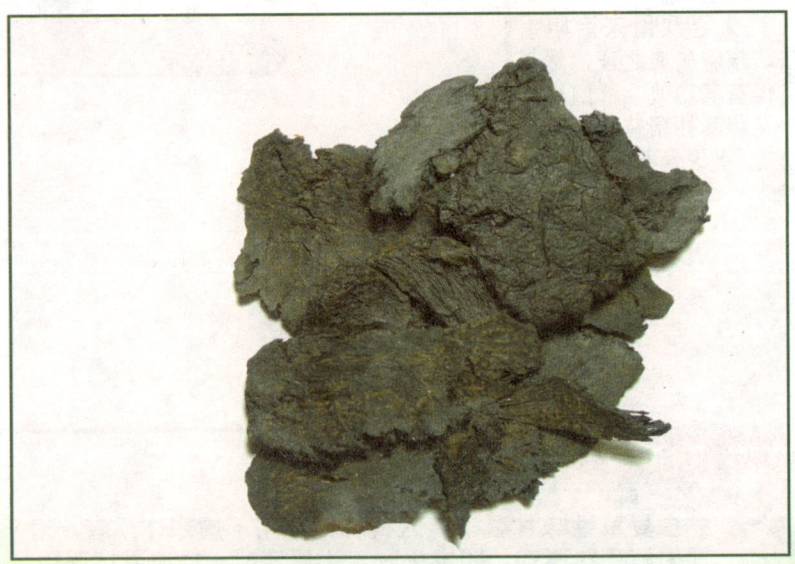

【参考用量】约10～15克。

202

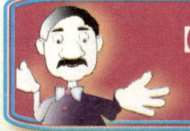

【主治】气虚嗽喘，肾虚遗精，自汗盗汗，津伤口渴，心血不足，心悸。

心血不足，心悸：

肉苁蓉性味甘温而偏于泻，能通肾经气血之阻。凡五劳七伤，未有不起于气血阻滞者，肉苁蓉能泻气血之滞，而有通阻之效，故可以治之。

补充说明：

凡粪粒坚，形如羊屎，此乃因水湿停滞于脾胃，导致肝气郁积，下窍闭塞之故。以至于食物谷滓由胃零星传送，经大肠之燥热，因而炼成颗粒。

如果此时服用地黄、龟胶，将会增添脾胃水湿，导致脾胃之气更为衰败。

肉苁蓉能滋肝阴而清肝风，养血润燥，善滑大肠，而下结粪，其性从容不迫，不至于滋湿而败脾，非其他诸润药所能相比。

重点说明

肉苁蓉乃平补之剂，温而不热，补而不峻，暖而不燥，滑而不泄，故有从容之名。

气虚嗽喘，肾虚遗精，自汗盗汗，津伤口渴：

肉苁蓉气微温，禀春升之木气，入足厥阴肝经。味甘，无毒，得地中正之上味，入足太阴脾经。色黑而润，制过味咸，兼入足少阴肾经。气味俱浊，降多于升，属阴也，故能填精益髓。

五劳之因，不外劳伤五脏之真气。劳者则以温治之，肉苁蓉气温，所以能治劳。七伤之因，乃食伤、忧伤、饮伤、房室伤、饥伤、劳伤、不外经络营卫气损伤，乃真阴受损，肉苁蓉甘温滑润，能滋元阴之不足，故能主也。中者，阴液留守之处，肉苁蓉甘温益阴，所以补中。

再次提醒

肉苁蓉性味甘咸，温而不热，虽然为平补之剂，但对于肾阴亏虚所致的虚火上炎，精关不固，膀胱湿热，或是实热便结，或是大便滑泄者，应谨慎服用。

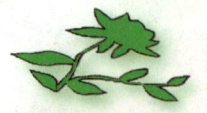

3. 胡桃

1. 补肾益精
2. 温肺定喘
3. 润肠通便

【性味】甘、涩，温

【归经】肾、肝、肺经

四气	升	降	浮	沉	药主升浮
	入肺 能升	入肾 能降	质轻 能浮	质重 能降	能升能降 药主沉降

五味	甘	苦	酸	辛	咸
	能缓	能下	能摄	能散	能润

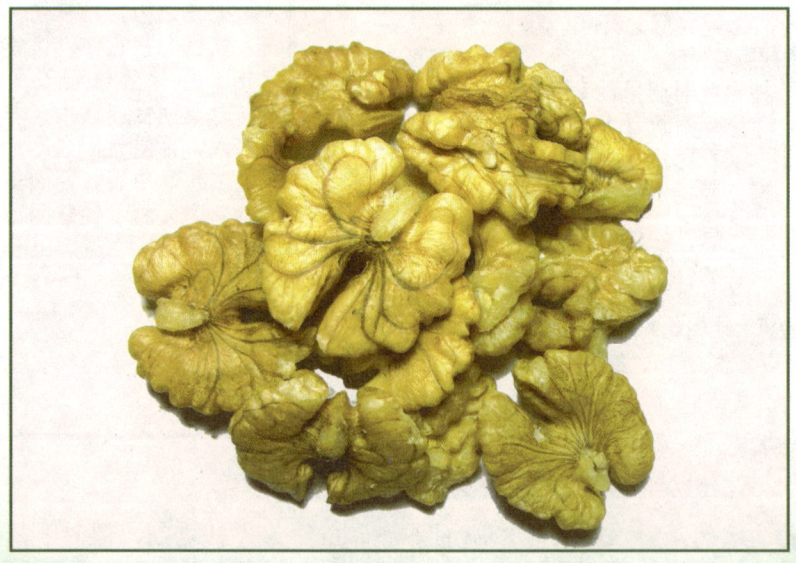

【参考用量】约10～15克。

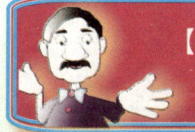

【主治】腰腿酸软，阳痿，遗精，尿频遗尿，久咳喘促，肠燥便秘。

久咳喘促：

胡桃，味甘则三焦可利，汁黑则能入肾通命，皮涩则气可敛而喘可定，肉润则肺得滋而肠可补。是以能治疮肿、痰核，因胡桃能通郁解结的缘故。

重点说明

胡桃，气热而性润，益血脉，补命门之药。血不充则消瘦，肌肤不泽及须发易白，益血故令人肥健、润肌、黑须发。多食利小便者，以其能入肾固精，令水窍常通也。但胡桃性热，只适用于虚寒者，如果患痰火积热者，则不宜多食。

腰腿酸软，阳痿，遗精：

胡桃，质润多油，性味甘涩，滞而多热，能补命门，益三焦，壮精髓，润肺消痰，发痘攻疮，凡一切虚寒为病，内藏寒结者，服之大有奇功。

如肺家有痰热，命门有相火，一切阴虚吐衄，火燥诸证，不可妄服。误食多食则动痰饮，令人恶心吐水；如果与酒同食，则令人咯血。

再次提醒

1. 胡桃性味甘涩而温，能入肾肺，适用于虚寒体质者，对于痰火积热者，阴虚火旺，以及大便溏泄，则不宜多食，多食则容易生痰动火。

2. 对于肺家有痰热，命门火炽，阴虚吐血者，亦应谨慎服用。

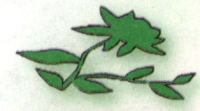

4. 益智仁

 性味功效

1.温脾暖肾

2.缩尿固精

3.止泻摄唾

【性味】辛，温

【归经】脾、肾经

四气	升	降	浮	沉
	入肺能升	入肾能降	质轻能浮	质重能降

→ 药主升浮
能升能降
药主沉降

五味	甘	苦	酸	辛	咸
	能缓	能下	能摄	能散	能润

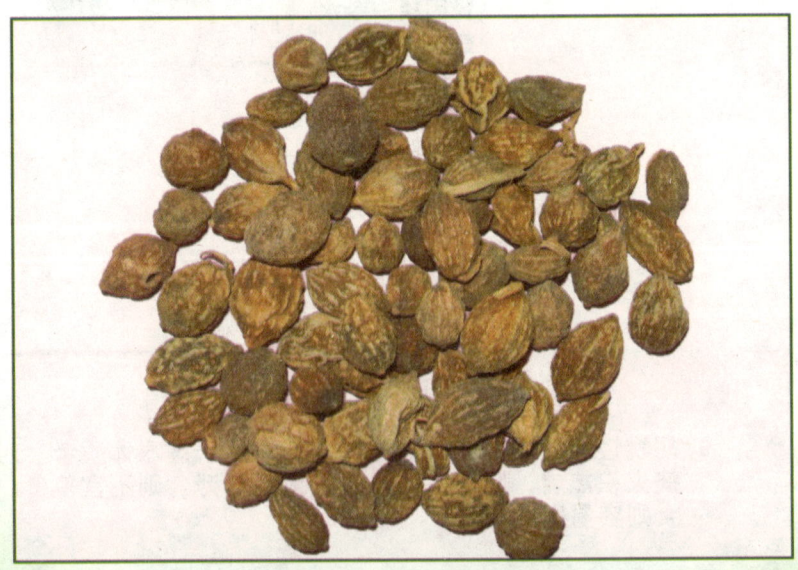

【参考用量】约5~10克。

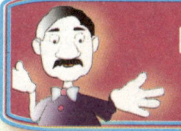

【主治】脾胃虚寒，腹中冷痛，口多唾涎，遗尿尿频，遗精，白浊，呕吐泄泻。

重点说明

脾胃虚寒，腹中冷痛：

益智仁，味辛性温，入脾、肾经。古人进食药中，多用益智仁，乃脾土中益火也。

脾土喜温而恶寒，喜燥而恶湿，如果因寒湿困脾而不思纳谷，且食亦无味，此惟温胸以助阳和而斡旋大气，则能进食。益智仁醒脾益胃，因亦与砂仁、豆蔻等一以贯之。

益智，气味辛热，能燥脾温胃，敛脾肾之气逆，藏纳归源，故又号为补心补命之剂。是以胃冷而见涎唾，则用此以收摄，脾虚而见不食，则用此温脾；肾气不温，而见小便不缩，则用此入缩泉丸以投。与夫心肾不足，而见梦遗、崩、带，则用此以为秘精固气。

遗尿尿频，遗精，白浊：

益智，气味辛热，能燥脾温胃，并且能敛脾肾气逆，藏纳归源，故治遗精虚漏，及小便余沥，此皆肾气不固之证。

肾主纳气，虚则不能纳气。又主五液，涎乃脾之所统，脾肾气虚，二脏失职，是肾不能纳，脾不能摄，故气逆上浮，涎秽泛滥而上溢，敛摄脾肾之气，则逆气归元，涎秽下行。

再次提醒

1. 对于肾阴亏虚所致的虚火上炎，膀胱湿热，或是实热便结者，应谨慎服用。

2. 《本草经疏》：凡呕吐由于热而不因于寒，气逆由于怒而不因于虚；小便余沥由于水涸精亏内热，而不由于肾气虚寒；泄泻由于湿火暴注，而不由于气虚肠滑，法并禁之。

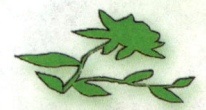

5. 淫羊藿

性味功效

1. 祛风除湿

2. 补肾助阳

3. 强筋健骨

【性味】辛、甘，温

【归经】肾、肝经

四气	升	降	浮	沉	
	入肺能升	入肾能降	质轻能浮	质重能降	药主升浮 能升能降 药主沉降

五味	甘	苦	酸	辛	咸
	能缓	能下	能摄	能散	能润

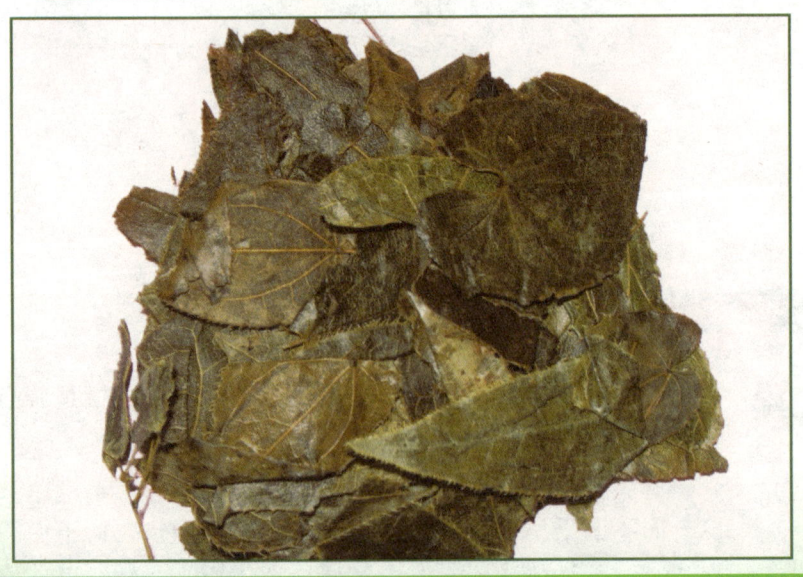

【参考用量】约10～15克。

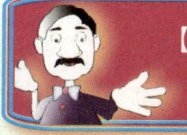

【主治】腰膝酸软，肾虚喘咳，阳痿遗精，虚冷不育，尿频失禁，风湿痹痛。

腰膝酸软，肾虚喘咳，阳痿遗精，虚冷不育：

淫羊藿，味辛甘，气温，无毒。味辛能润燥，甘温能益阳气，故利小便。

肝主筋，肾主骨，益肾肝则筋骨自坚矣。辛能散结，甘能缓中，温能通气行血，故主痛病赤痛及下部有疮。

尿频失禁：

淫羊藿，所谓益气力，强志，并治冷气劳气，筋骨挛急等证，皆取其助元气之故。至若茎中痛，小便不利，皆肝肾气虚所致，此味入肾而助元阳，即是补肾气，而肝肾固同一治也。

老人昏沉，中年健忘，皆元阳衰败而不能上升者也。须知淫羊藿以降为主，其升由于能降也。

重点说明

淫羊藿除能补肾助阳，亦能祛风除湿，主要是取其辛能散结，甘能缓中，温能通气行血的缘故。

风湿痹痛：

淫羊藿，乃辛温之品，不单能益肾壮阳，并且能通行经络，祛除风寒湿痹。主治绝阳，女子绝阴，一切冷风劳气，筋骨挛急，四肢不仁，补腰膝。

古人称一味仙灵脾酒，为偏风不遂要药……仙灵脾酒，只可治风寒湿痹之不遂，并不能治气血两虚之不遂，而血冲脑经之不遂，更万万不可误用。

再次提醒

淫羊藿，味辛甘，气温，无毒。对于肾阴亏虚所致的虚火上炎，阳强易举，梦遗不止，强阳不痿，凡属虚热亢奋所致诸疾，应谨慎服用。

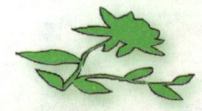

6. 覆盆子

性味功效

1. 养肝明目

2. 温肾助阳

3. 固精缩尿

【性味】甘、酸，微温

【归经】肝、肾经

四气	升	降	浮	沉
	入肺能升	入肾能降	质轻能浮	质重能降

药主升浮
能升能降
药主沉降

五味	甘	苦	酸	辛	咸
	能缓	能下	能摄	能散	能润

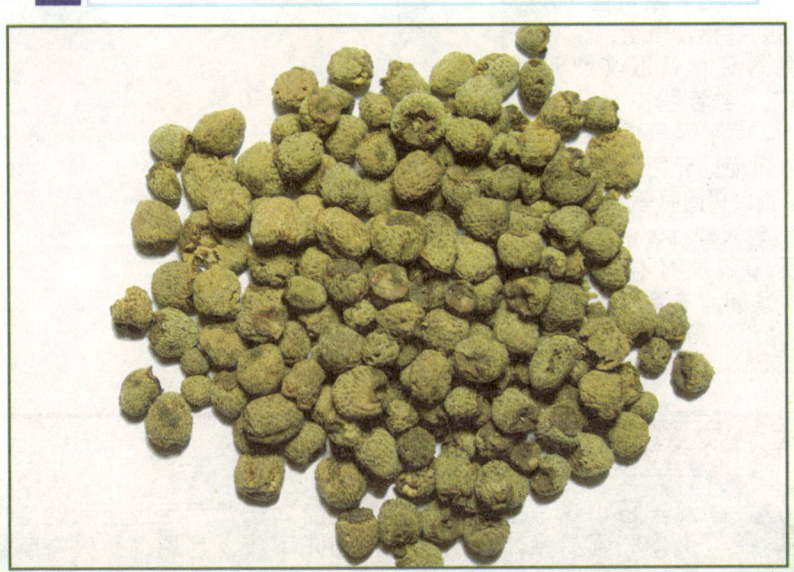

【参考用量】约10～15克。

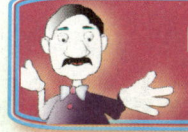

【主治】目视昏暗，阳痿早泄，遗精早泄，带下清稀，遗尿，须发早白。

遗尿：

覆盆子，味微酸，为滋养真阴之药，能收摄耗散之阴气而生精液，益肾缩小便，服之当覆其溺器，语虽附会，尚为有理。

覆盆子，甘平入肾，起阳治痿，固精摄溺，强肾而无燥热之偏，固精而无凝涩之害，金玉之品也。

重点说明

覆盆子主安五脏，脏者属阴。凡药用部位为子类者大多坚实，故能补中，覆盆子味酸能收，故能补五脏之阴而益精气。

目视昏暗，阳痿早泄，遗精早泄，带下清稀：

覆盆子，入五脏命门。治肾伤精竭流滑，明目黑发，耐老轻身，男子久服轻身，女子多服结孕，益人不浅。医家称其只入于丸散之中，而不用于汤剂之内，谁知覆盆子用之于汤剂，更效应如响。

其功不亚肉桂，且肉桂过热，而覆盆子微热，既无阳旺之虞，且有阴衰之益。虽不可全倚之为君，而实可大用之为臣，不可将其视为佐使之用。

然而，覆盆子效力较轻，只可兴阳微衰者，而不可兴阳大衰者。因此，覆盆子必配伍参、黄芪，桂枝，附子，效果才得显著。

再次提醒

1. 覆盆子性味甘酸，味酸能收摄，不仅能敛阴，亦能敛邪，故不可多食。

2. 对于肾阴亏虚所致的虚火上炎，强阳不倒，或是血燥血少，膀胱湿热所致之小便不利，或是实热便结者，应谨慎服用。

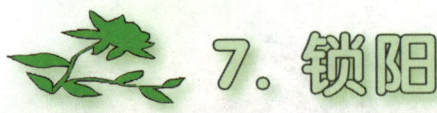

7. 锁阳

性味
功效

1. 补肾益精

2. 养肝明目

3. 安胎止泄

【性味】辛、甘，平

【归经】肝、肾、脾经

四气	升	降	浮	沉	→	药主升浮
	入肺能升	入肾能降	质轻能浮	质重能降		能升能降 药主沉降

五味	甘	苦	酸	辛	咸
	能缓	能下	能摄	能散	能润

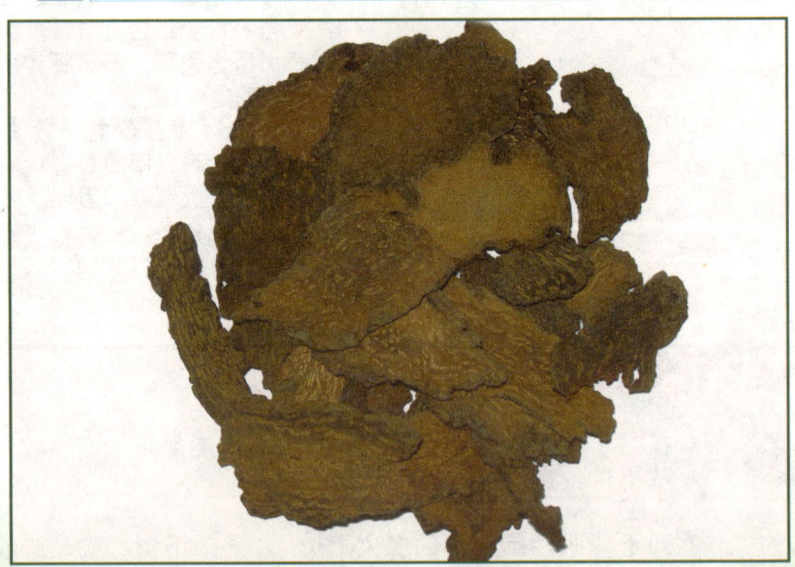

【参考用量】约10～15克。

212

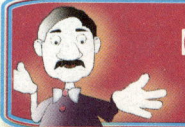

【主治】目昏耳鸣，腰膝酸软，遗精早泄，阳痿不育，遗尿，胎动不安，泄泻。

目昏耳鸣，腰膝酸软，遗精早泄：

锁阳，药性与苁蓉类似，凡阴气虚损，精血衰败，大便燥结，可用锁阳代替苁蓉，煮粥佳。

锁阳性虽温，其体仍润，对于大便不燥结者，勿轻易服用，虽称其可补阳，亦不过阴补而阳自兴之意，并不是真如附子、桂枝之燥热而补阳。

重点说明

锁阳的功效类似于肉苁蓉，药性比较温和，有补肾阳、益精血、润肠燥之功。常用于肾阳不足、精血亏损之腰膝痿弱，筋骨无力，阳痿遗精，也可用于肠燥津枯之便秘。

补充说明：

《本草述钩元》：锁阳，出土如笋，上丰下俭，鳞中梢比，筋脉连络，绝类男阳，土人掘取，洗涤上皮，薄切晒干市之。气味甘咸温，宜入足少阴经，大补阴家，益精血固精，利大便，润燥养筋，治瘦弱。取坚而肥者，烧酒浸七次，焙七次，为末服之，能益气。

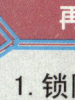

再次提醒

1. 锁阳性味辛甘，对于肾阴亏虚，血燥血少，膀胱湿热，或是实热便结者，应谨慎服用。

2. 《本草从新》：泄泻及阳易举而精不固者忌之。

3. 《得配本草》：大便滑泻，精不固，火盛便秘，阳道易举，心虚气胀，皆禁用。

8. 紫河车

性味
功效

1. 峻补气血

2. 补肾益精

【性味】甘、咸，温

【归经】肺、肝、肾经

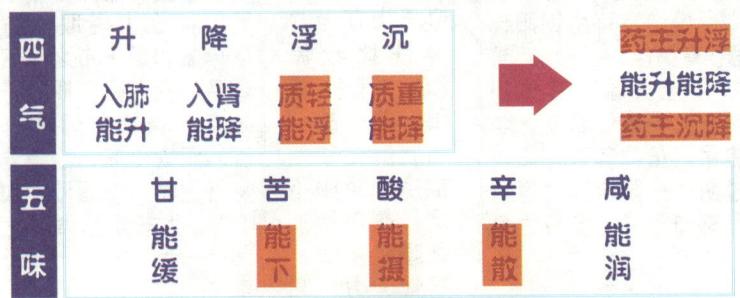

四气	升	降	浮	沉		药主升浮
	入肺能升	入肾能降	质轻能浮	质重能降	→	能升能降
						药主沉降

五味	甘	苦	酸	辛	咸
	能缓	能下	能摄	能散	能润

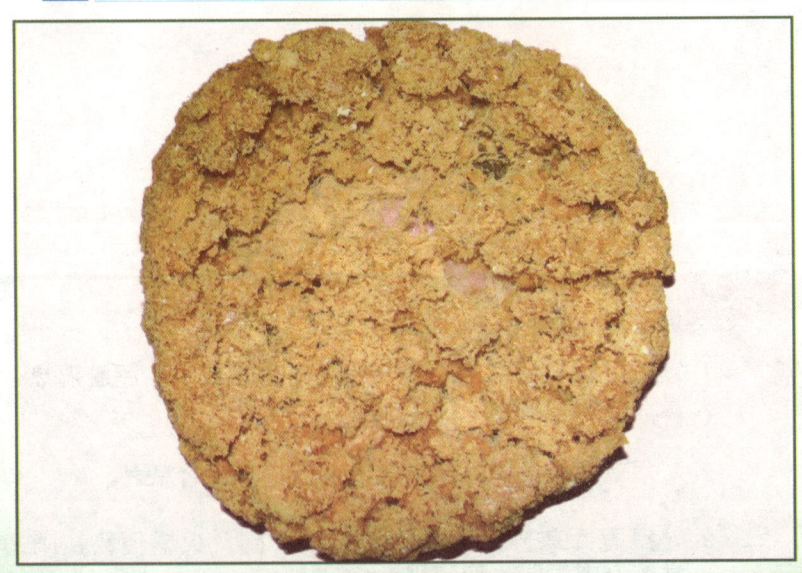

【参考用量】研末内服，每次1.5～3克，或入煎剂，每次5～10克。

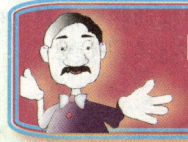

【主治】虚劳羸瘦，阳痿遗精，不孕，虚喘劳嗽，骨蒸潮热，血虚面黄。

虚劳羸瘦，阳痿遗精，不孕：

紫河车为血肉之属，能峻补气血，适用于虚劳证，如肾气亏损，腰膝酸软，月经失调，阳痿遗精，不孕等症，单用即有效，但须久服，方得效力。

补充说明：

《中风论》：中风日久，则卫气必衰，欲在表之卫气盛，必须益其肾间动气，如树木培其根本，是枝叶畅茂也，然诸药总不如紫河车之妙，其性得血气之余，既非草木可比，且又不寒不热，而为卫气生发之源。盖以血肉之属，为血肉之补，同气相求也。

重点说明

古人认为紫河车药性温热，容易伤阴助火，也有人认为紫河车乃孕生胎儿的母体，属于生精之母，补血补阴之物，不至于过度温热。以上两者的看法互异，笔者节录于下，由读者自行分辨。

虚喘劳嗽，骨蒸潮热，血虚面黄：

紫河车禀受精血结孕之余液，得母之气血居多，故能峻补营血，用以治疗骨蒸羸瘦，喘咳虚劳之疾，是补之以味也。

再 次 提 醒

1. 人胞，乃补阴阳两虚之药。阴阳两虚者服之，有返本还元之功。然而阴虚精涸，水不制火，因而发展为咳嗽吐血，骨蒸盗汗等证，乃属于阳盛阴虚之证，此时应当补益肾水，用来克制虚阳，不宜再服此并补之剂，耗损即将枯竭之阴液。

2. 有人认为紫河车性热，有火之人不宜服，此说最误人。紫河车乃是补血补阴之物，何谓性热？
只是因其功效力重，类似于助火的缘故。如果配药缓服之，则更不至于助火。

215

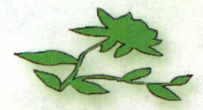

9. 蛤蚧

为脊椎动物壁虎科动物蛤蚧除去内脏的干燥体。

性味功效

1. 补肾益肺

2. 纳气定喘

3. 止嗽

【性味】酸、甘、温

【归经】肺、心、肾经

四气	升	降	浮	沉	
	入肺能升	入肾能降	质轻能浮	质重能降	药主升浮 能升能降 药主沉降

五味	甘	苦	酸	辛	咸
	能缓	能下	能摄	能散	能润

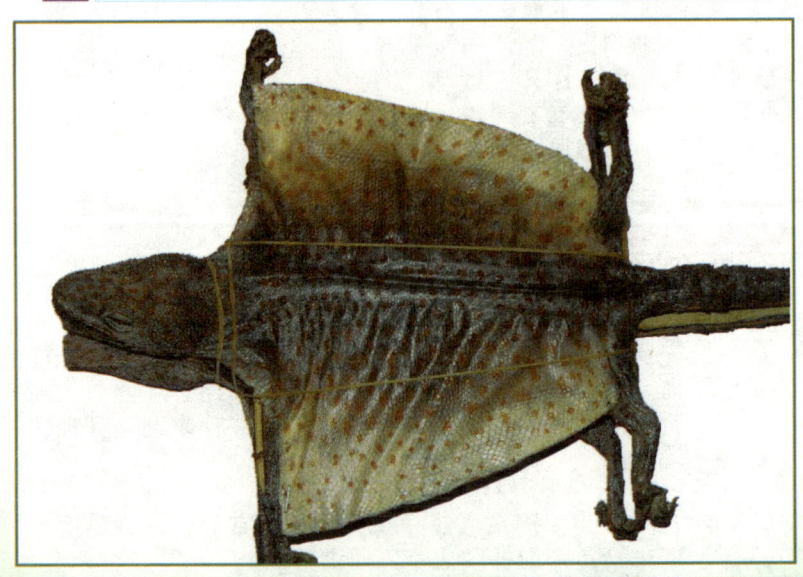

【参考用量】约5～10克。

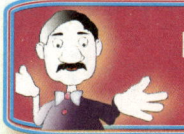

【主治】虚劳咯血，气喘咳嗽，肺肾两虚，肾虚阳痿、遗精、消渴、小便频数。

肺肾两虚，肾虚阳痿，遗精，消渴，小便频数：

蛤蚧味咸归肾经，性温助命门，色白补肺气，功兼人参羊肉之用。

人参、羊肉之属，乃滋补之品。蛤蚧能补肺气，定喘止渴，功效同人参；蛤蚧能益阴血，助精扶赢，功效同羊肉。对于劳损瘦弱，消渴，皆可用之。

补充说明：

《开宝本草》：蛤蚧生岭南山谷，及城墙或大树间。身长四、五寸，尾与身等，形如大守官，一雄一雌（雄为蛤，雌为蚧），常自呼其名曰蛤蚧。最护惜其尾，或见人砍取之，多自啮断其尾，人即不取之。

凡采之者，须存其尾，则用之力全故也。

重点说明

蛤蚧，为动物类血肉有情之品。常用肺虚咳嗽，肾虚作喘，虚劳喘咳，既能补益肺气，又能补肾气而纳气归根；用于肾阳虚或精血不足之阳痿。

虚劳咯血，气喘咳嗽：

蛤蚧，主久肺劳传尸，咳嗽、淋沥等肺肾之病。虚劳至极则肺肾容易亏虚而生内热，以至于外邪容易侵入，而体内并发里证。

蛤蚧药性属阴，能补肾水之上源，滋养肺肾，则劳热咳嗽自除矣；肺朝百脉，如果水道通调而下输膀胱，则肺气清，淋沥水道自通。

再 次 提 醒

1. 蛤蚧性味甘咸而温，有小毒。对于外感风寒未愈所致之咳嗽，或是阴虚火动，虚火上扰所致之喘嗽者，应谨慎服用。

2. 蛤蚧的定喘止嗽作用仅用于虚喘，对于风寒、实热、痰壅所致之实喘，则不可用。

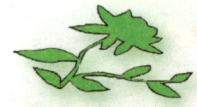

10. 蛇床子

为伞形科蛇床子属植物蛇床的果实。

性味功效

1. 温肾壮阳

2. 散寒祛风

3. 燥湿杀虫

【性味】酸、甘、温

【归经】肺、心、肾经

四气	升	降	浮	沉	
	入肺能升	入肾能降	质轻能浮	质重能降	药主升浮 能升能降 药主沉降

五味	甘	苦	酸	辛	咸
	能缓	能下	能摄	能散	能润

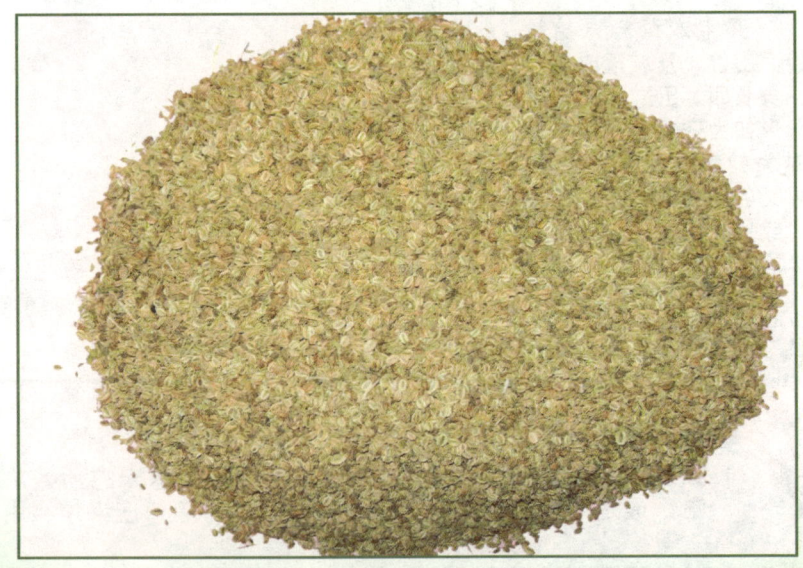

【参考用量】约10～15克。

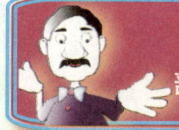

【主治】湿痹腰痛，阳痿，寒湿带下，不孕；外治阴部湿痒、湿疹、湿疮、疥癣。

寒湿带下，不孕：

蛇床子，味苦平，性温燥，以苦能除湿，温能散寒，辛能润肾，甘能益脾，故能除妇人男子一切虚寒湿所生病。寒湿既除，则病去，性能益阳，故能已疾，而又有补益也。

重点说明

蛇床子，属于温暴刚烈之品，性味苦辛，主治妇人阴中肿痛，男子阴痿湿瘴，必须是因寒湿所致之肾阳不振，寒水停聚之证，才可以服用。

湿痹腰痛，阳痿：

蛇床辛香性温，专入右肾命门，少阳三焦气分。《本经》列之上品。不独助男子壮火，且能散妇人郁抑。非妙达本经精义，不能得从治之法也。但肾火易动，阳强精不固者勿服。

外治阴部湿痒，湿疹，湿疮，疥癣：

治阴囊湿疹，女子阴痒带多，蛇床子能燥湿祛风，杀虫止痒，应配伍苦参、黄柏、明矾等煎汤外洗；或与威灵仙、当归尾、苦参同用，水煎熏洗，并服龙胆泻肝汤，治肾囊风搔痒作痛。

再 次 提 醒

蛇床子，为伞形科蛇床子属植物蛇床的果实，性味辛苦而温，有小毒，对于阴虚火旺，精关不固，或下焦湿热者，应谨慎服用。

十四、固涩药

1. 芡实

性味功效

1. 固肾补脾
2. 涩精止泻

【性味】甘、涩，平

【归经】脾、肾经

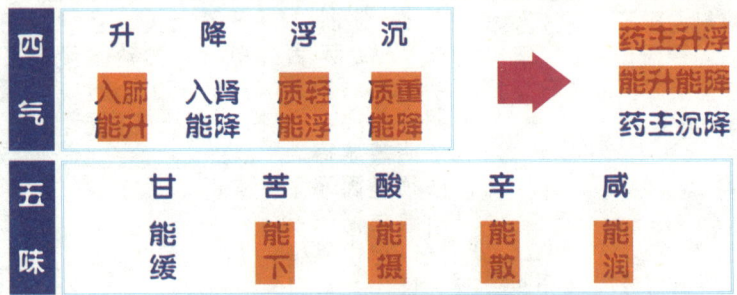

四气	升	降	浮	沉	→	药主升浮
	入肺能升	入肾能降	质轻能浮	质重能降		能升能降 药主沉降

五味	甘	苦	酸	辛	咸
	能缓	能下	能摄	能散	能润

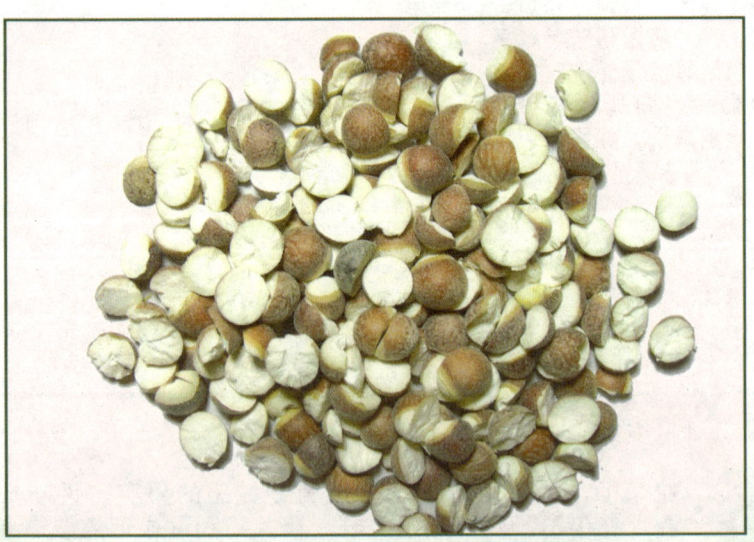

【参考用量】约10～15克。

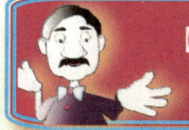

【主治】遗精早泄，阳痿不育，白浊，带下，小便不禁，大便泄泻。

遗精早泄，阳痿不育：

芡实味甘，气平，无毒。入足太阴、少阴，补脾胃，固精气之药。脾主四肢，足居于下，多为湿所侵，以致腰脊膝痛而成痹，脾气得补，则湿自不容留，前证皆除矣。

脾恶湿而肾恶燥，芡实淡渗甘香，则不伤于湿，质粘味涩，而又滑泽肥润，则不伤于燥。

脾主中州，益脾故能补中；肾藏精与志，入肾故主益精强志。精气足，脾胃健，则久服耳目聪明，轻身不饥，耐老神仙所自来矣。

重点说明

芡实，可君可臣，又可作为佐使，能补肾去湿。凡补肾药大多润泽，药性润泽则容易生湿。芡实补中又可去湿，性又不燥，故能去邪水而补真水，与诸补阴之药同用，特别能助之以添精，不至于增湿。芡实不只能益精，且能涩精补肾。

白浊，带下，小便不禁，大便泄泻：

芡实如何补脾？因其味甘之故；芡实如何固肾？因其味涩之故。

芡实味甘补脾，故能利湿，而使泄泻腹痛可治；味涩固肾，故能闭气，而使遗、带、小便不禁皆愈。功与山药相似，然山药之阴，本有过于芡实，而芡实之涩，更有甚于山药；且山药兼补肺阴，而芡实则只作用于脾肾而不及于肺。

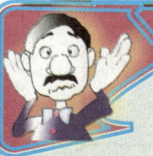

再次提醒

芡实性味甘涩，虽能补脾涩肠而止泻，但不可多食，多食则损脾胃之气，导致食积难以消化。对于大小便艰涩不利，食滞不化者，应谨慎服用。

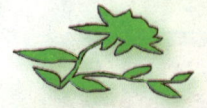

2. 桑螵蛸

为螳螂科昆虫螳螂的卵鞘。

性味
功效

1.固精缩尿

2.补肾助阳

【性味】甘、咸，平

【归经】肝、肾、膀胱经

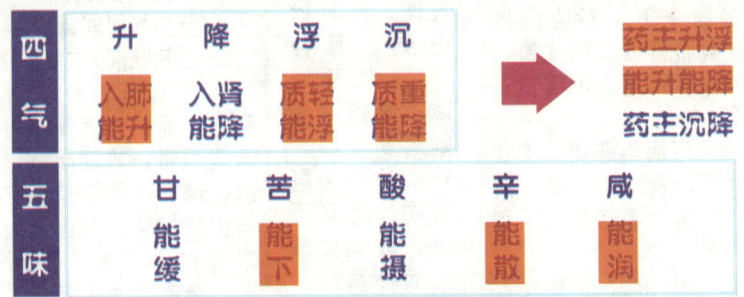

四气	升	降	浮	沉		药主升浮
	入肺能升	入肾能降	质轻能浮	质重能降	➡	能升能降
						药主沉降

五味	甘	苦	酸	辛	咸
	能缓	能下	能摄	能散	能润

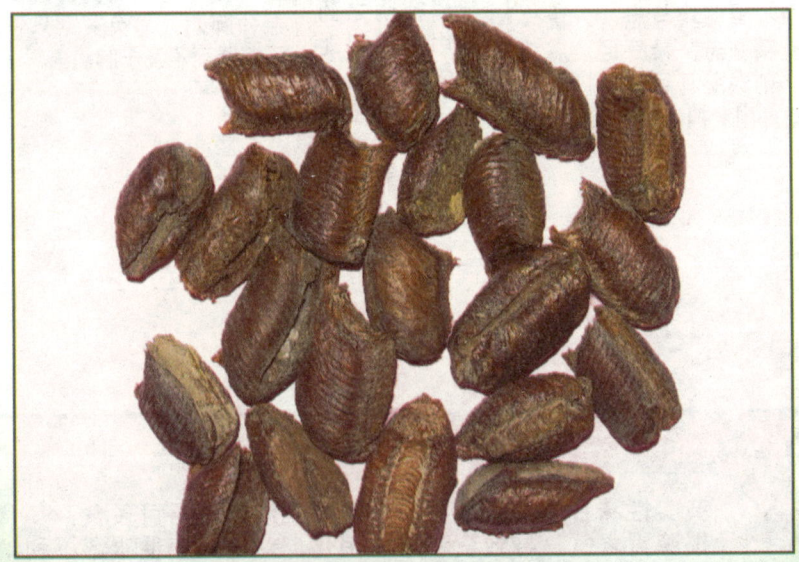

【参考用量】约10～15克。

222

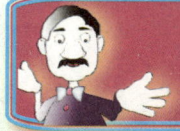

【主治】遗精早泄，阳痿，遗尿尿频，白浊，带下。

遗尿尿频，白浊，带下：

桑螵蛸，味甘咸而性平，入肝、肾、膀胱经，乃秘固之剂。

《本经》却称其为通利之功，何故也？

这是因桑螵蛸原本为螳螂之遗体，假桑皮之精气，桑皮为阴，螳螂为阳，阴阳相同，故不仅能秘固，亦能通利也。

重点说明

桑螵蛸，肝肾命门药也。功专收涩，故男子虚损，肾虚阳痿，梦中失精，遗溺白浊方多用之。《本经》又言通五淋，利小便水道，盖取以泄下焦虚滞也。

遗精早泄，阳痿：

人以肾为根本，男子肾经虚损，则五藏气微，或阳痿，梦寐失精，遗溺。

肾与膀胱为表里，肾得所养，桑螵蛸功专秘固收涩，则膀胱自固，气化则能出，故能利水道；桑螵蛸亦能通利下焦气机之虚滞，故主通五淋。

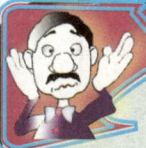

再次提醒

1. 桑螵蛸性味甘咸，如果阴虚多火之人误用，将反助虚火，导致溲赤茎痛，强中失精，不可不知。

2. 对于肾阴亏虚所致的虚火上炎，失精遗溺，膀胱湿热，或是实热便结者，应谨慎服用。

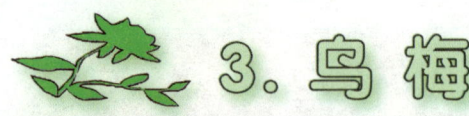

3. 乌梅

性味
功效

1.生津止渴

2.敛肺止咳

3.涩肠止泻

【性味】酸，平

【归经】肝、脾、肺、
　　　　大肠经

四气	升	降	浮	沉	→	药主升浮
	入肺能升	入大肠能降	质轻能浮	质重能降		能升能降 药主沉降

五味	甘	苦	酸	辛	咸
	能缓	能下	能摄	能散	能润

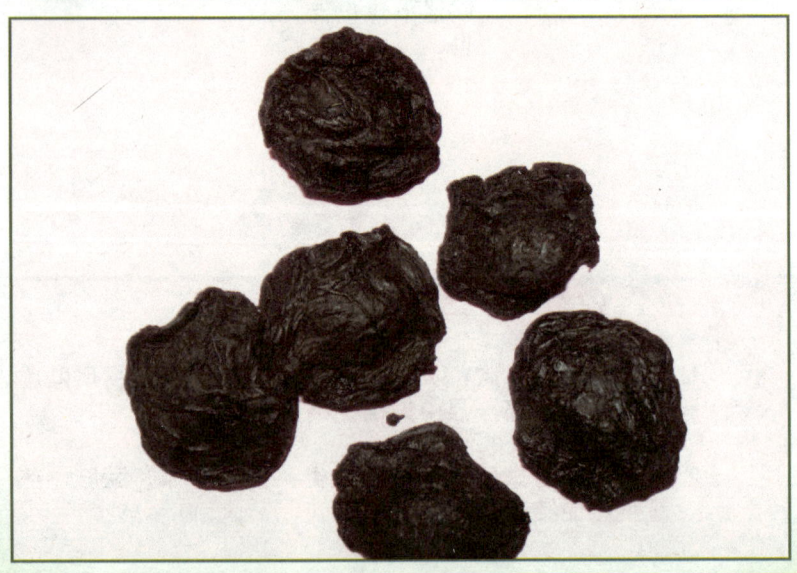

【参考用量】约10～15克。

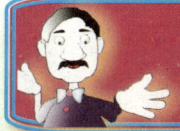

【主治】虚热烦渴，骨蒸潮热，久咳不止，久泻久痢，尿血便血，崩漏。

虚热烦渴，骨蒸潮热，久咳不止：

乌梅味酸，能敛浮热，吸气归元，故主下气，除燥热烦满及安心。大凡下痢之因，是因大肠虚脱所致；好睡口干，则是因虚火上炎，津液不足之故，乌梅味酸能敛虚火，化津液，固肠脱，故能治之。

乌梅之所以主肢体痛，偏枯不仁，是因湿气浸于经络，导致筋脉弛纵，或疼痛不仁。

肝主筋，乌梅味酸入肝而养筋，肝得所养，则骨正筋柔，机关通利而前证尽除矣。

重点说明

有人夏日将乌梅作汤以止渴，如果腹中无暑邪者，自然可以敛肺而止渴，如果有暑邪未散，则反会壅闭邪气于肠胃之中，等到秋天时，不变为下痢，也必变为疟病。

久泻久痢，尿血便血，崩漏：

乌梅，酸涩而温，类似于木瓜，但乌梅入肺则收，入肠则涩，入筋与骨则软，入虫则伏，入于死肌、恶肉、恶疮则除，刺入肉中则拔，故于久泻久痢，气逆烦满，反胃骨蒸，无不因其收涩之性，而使下脱上逆皆治。且于痛毒可敷，中风牙关紧闭可开，蛔虫上攻眩仆可治，口渴可止。

再次提醒

1. 乌梅虽能止痢断疟，且功效快速，但只能用于一时，而不可久用，以防病情反复成为久病而不能愈，不可不慎。

2. 乌梅味酸，能收肺气，治燥咳。肺欲收，急食酸以收之。乌梅不仅能敛阴，亦能敛邪，故不可多食。对于表邪未解所致之咳嗽，气实喘促，胸膈痞闷，不可遽用乌梅，以防酸收而敛邪。

3. 对于痰盛壅滞，表邪未解，里有实热者，应谨慎服用。

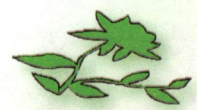

4. 肉豆蔻

性味
功效

1.暖胃调中

2.固肠止泻

3.开胃消食

【性味】辛、微苦，温

【归经】脾、胃、大肠经

四气	升	降	浮	沉	→	药主升浮
	入肺能升	入大肠能降	质轻能浮	质重能降		能升能降
						药主沉降

五味	甘	苦	酸	辛	咸
	能缓	能下	能摄	能散	能润

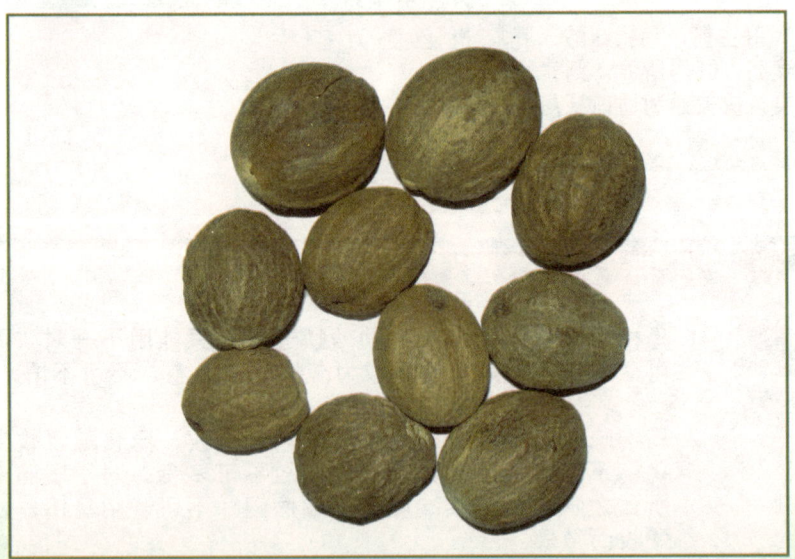

【参考用量】约5~10克。

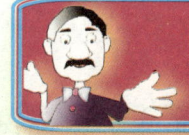

【主治】虚泻，冷痢，脘腹胀痛，食少呕吐，宿食不消。

脘腹胀痛，食少呕吐，宿食不消：

肉豆蔻，辛香醒脾，如治寒凝气滞，脘腹胀痛，可配伍木香、丁香、小茴香以温中散寒，行气消胀；

治疗食滞纳呆，可配伍砂仁、白豆蔻，以健脾开胃；

治疗泛恶呕吐，可配伍厚朴、半夏，温中降逆止呕。

重点说明

肉豆蔻，味辛能散能消，气温能和中通畅。气味芬芳，香气先入脾，脾主消化，胃喜暖，肉豆蔻温和辛香而能开胃，故为理脾开胃，消宿食、止泄泻之要药。

虚泻，冷痢：

肉豆蔻，除寒燥湿，解结行气，专理脾胃，辛温之功效类似于草果，但涩味则较甚，因此能收摄大肠之滑脱。

肉豆蔻尚能温脾兼能温肾，属于中下两焦之药，与草果专入于中焦的功效有所差别。

再 次 提 醒

1. 肉豆蔻，为和平中正之品，能运化宿食而不伤气血，不像枳实、莱菔子容易损伤真气；能下滞气而不峻猛，不像香附、大腹皮容易损伤真气；能止泄泻而不涩，不像诃子、罂粟壳容易闭涩邪气。

2. 肉豆蔻，温中固涩，善于下气，多服则容易走泄元气。对于实热内蕴，湿热所致之泄泻，痰饮停滞等实热诸证，应谨慎服用。

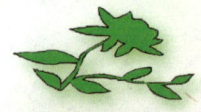

5. 浮小麦

性味
功效

1. 养心安神

2. 除热敛汗

【性味】甘，凉

【归经】心经

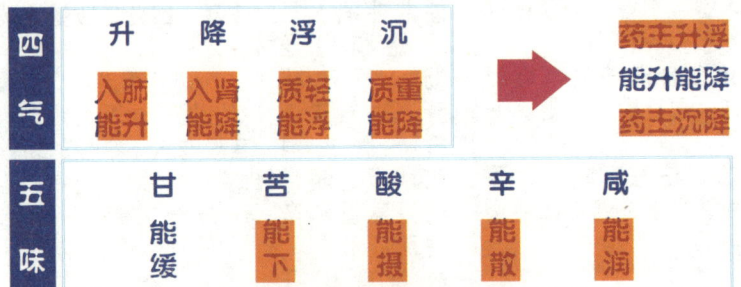

四气	升	降	浮	沉		药主升浮
	入肺 能升	入肾 能降	质轻 能浮	质重 能降		能升能降 药主沉降

五味	甘	苦	酸	辛	咸
	能缓	能下	能摄	能散	能润

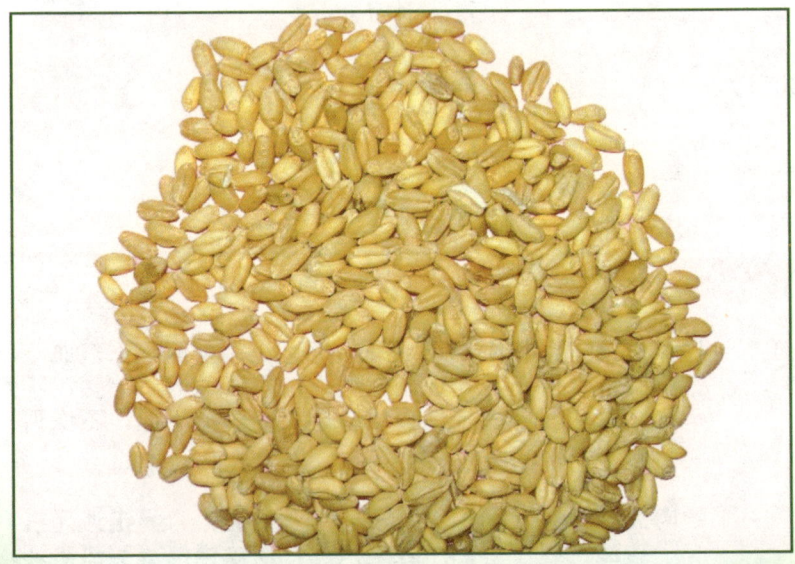

【参考用量】约15~30克。

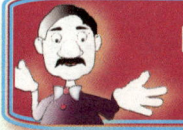

【主治】阴虚发热，骨蒸劳热，盗汗，自汗。

阴虚发热，骨蒸劳热：

　　浮小麦能益气，养阴，除热，经常与生地、白薇、地骨皮等养阴清热药配伍，以增强疗效。

盗汗，自汗：

　　浮小麦甘能益气，凉可除热，而有止汗之效。凡阳虚自汗、阴虚盗汗均可应用。

重点说明

　　浮小麦之所以能养心安神，治疗脏躁症，主要是因其性味甘凉，且入于心经，有益气养阴除热功效的缘故。

补充说明：

　　浮小麦为小麦的皮壳，枯浮无肉，体轻而性燥，善除一切风湿入于脾胃之证。如果因湿热过盛而多汗，浮小麦能散皮膜之热，服后则汗立止。

　　然而，对于阴阳两虚所致之自汗、盗汗，则不适用。

再 次 提 醒

1. 浮小麦为禾本科一年生草本植物未成熟的颖果。主治虚汗、骨蒸劳热、妇女低热。对于患有寒热表邪而未解者，应谨慎服用。

2. 浮小麦与麻黄根均能止汗。但浮小麦是藉由益气除热而止汗，具有扶正祛邪之意；而麻黄根则只具收敛之功效，不具扶正作用，故只用于止汗，别无它用。

229

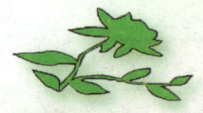

6. 金樱子

性味功效

1. 固精缩尿

2. 涩肠止泻

3. 固崩止带

【性味】酸、甘、涩，平，微温

【归经】肾、膀胱、大肠经

四气	升	降	浮	沉	
	入肺能升	入肾能降	质轻能浮	质重能降	→ 药主升浮 能升能降 药主沉降

五味	甘	苦	酸	辛	咸
	能缓	能下	能摄	能散	能润

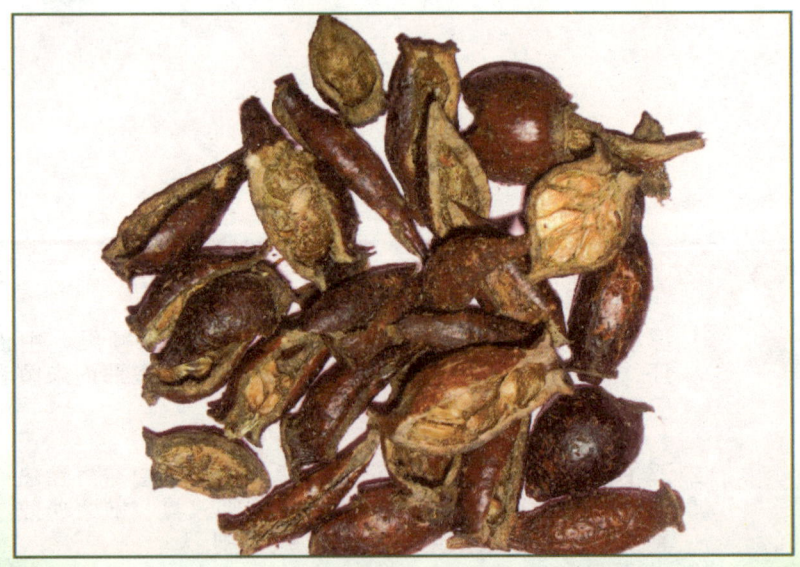

【参考用量】约10～15克。

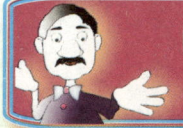

【主治】遗尿尿频、崩漏带下，遗精滑精，久泻久痢、脱肛、子宫脱垂等。

遗尿尿频、崩漏带下：

　　金樱子，涩可主脱。脾虚滑泄不禁，非涩剂则无以治之。

　　膀胱虚寒则小便不禁，肾与膀胱为表里，肾虚则精滑，时从小便出，金樱子气温，味酸涩，入三经而收敛虚脱之气，故能主诸证也。

重点说明

金樱子，生者酸涩，熟者甘涩。当用其将熟之际，得微酸甘涩之妙，取其涩可止脱，甘可补中，酸可收阴，故能善理梦遗崩带遗尿，且能安魂定魄，补精益气，壮筋健骨。

遗精滑精：

　　金樱子，世人竞采以涩精，谁知精滑非止涩之药可止也。遗精梦遗之症、皆尿窍闭而精窍开，不兼用利水之药以开尿窍，而仅用涩精之味以固精门，故愈涩而愈遗也。

　　所以用金樱子，必需兼用芡实、山药、莲子、薏仁，不单止遗精而精滑反涩、用涩于利之中，用补于遗之内，此用药之秘，而实知药之深也。

再 次 提 醒

1. 金樱子为酸涩之品，能收敛固下，治疗下焦虚损，滑脱不禁病证，自然亦能敛邪。对于火热暴注所致之泄泻者，阴虚火炽所致之小便不禁及精气滑脱，不宜服用。

2. 《本草求真》：金樱子虽为收涩佳剂，然无故熬膏频服，将会导致经络隧道阻滞，非惟无益，反致增害。诸凡药品，须当审顾，不可不知。

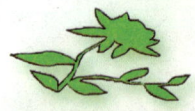

7. 麻黄根

性味
功效

1. 养心补肾

2. 益气生津

3. 收敛固涩

【性味】甘、微涩，平

【归经】肺经

四气	升	降	浮	沉	药主升浮
	入肺能升	入肾能降	质轻能浮	质重能降	能升能降
					药主沉降

五味	甘	苦	酸	辛	咸
	能缓	能下	能摄	能散	能润

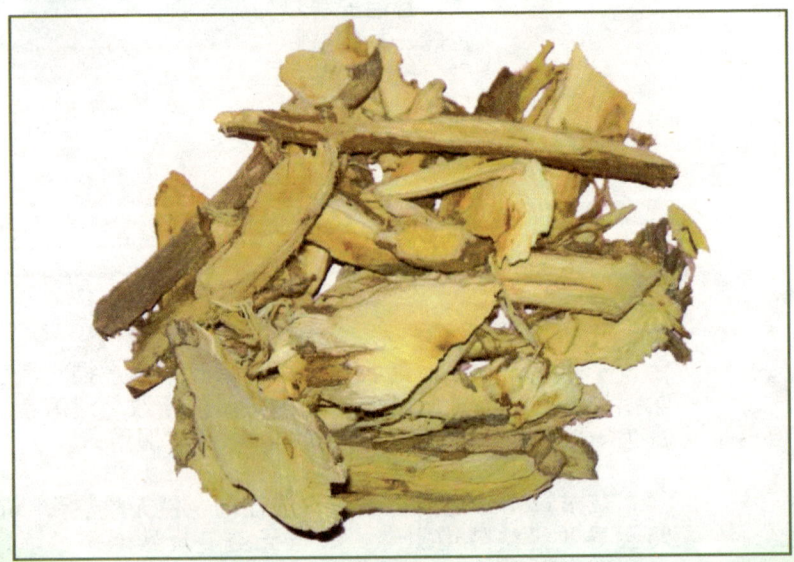

【参考用量】约10～15克。

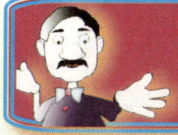

【主治】虚劳盗汗，产后虚汗不止，自汗。

虚劳盗汗，产后虚汗不止，自汗：

麻黄根，虽然为止汗之药，但并不是真能止汗，而是麻黄根能行于全身肌表，能引诸药外至于肌表卫分，协助诸药卫固腠理而止汗。

补充说明：

论麻黄根敛汗而麻黄发汗之理：

麻黄能发汗，而麻黄根则能止汗。

麻黄枝干比较轻扬，故能走表而发汗；而麻黄根则深入土中而重坠，一升一降，这是麻黄与麻黄根之差异。

然而两者仍同属一体，麻黄根虽然比较重坠，但轻扬走表之性犹存，因此能从肌表而收敛轻浮之气，以还归于里，能收敛外发之汗而止汗。

再次提醒

麻黄根为麻黄科植物草麻黄或木贼麻黄或中麻黄的根及根茎，功专敛汗，用于一切虚汗，既可内服，又可研末外扑身上。对于患有寒热表邪而未解者，应谨慎服用。

第四章 "君、臣、佐、使"的配伍原则

在古代，古人制方用药，必须讲究药物组成的"君、臣、佐、使"，所谓君药，是指治疗病证的主药，也就是最重要的组成部分，主药通常包含1～3种药物，其数量随着病证的轻重而不同，并没有硬性规定。

比如，治疗肾病（肾阳虚证）所引起水肿的患者，其病因是以肾病为本，而水肿为标。在治疗时，通常是以杜仲（15克）、巴戟天（15克）、续断（15克）用来温补肾阳，可以作为君药先治其本。

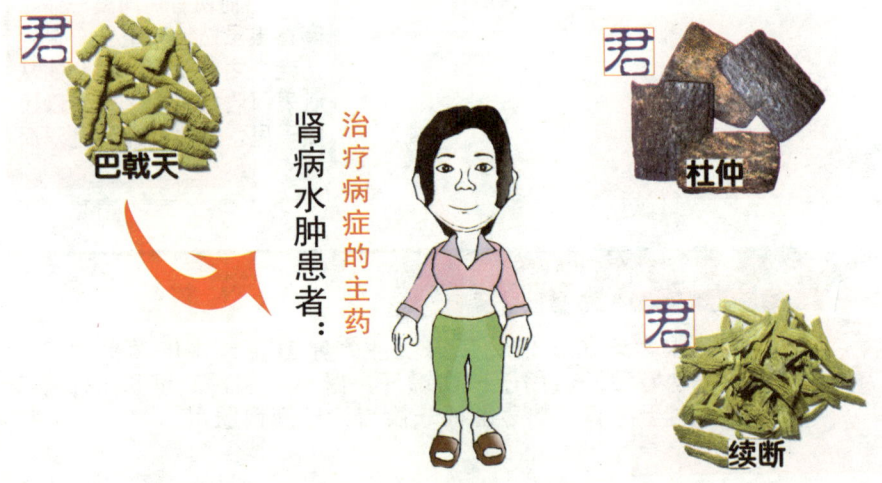

君 巴戟天

肾病水肿患者：

治疗病症的主药

君 杜仲

君 续断

所谓臣药，是指协助君药的药物，臣药虽然可以扩大治疗范围，弥补君药主治功效的不足之处，但在用药的剂量上，不能超过君药的分量，以免喧宾夺主，反而造成治疗病证的先后次序出现混乱。

譬如，针对上述的患者，通常是以茯苓（15克）、苍术（15克）、泽泻（15克）用来利湿消肿，可以做为臣药，辅助君药来治其标。须注意的是，臣药的剂量不能超过君药。

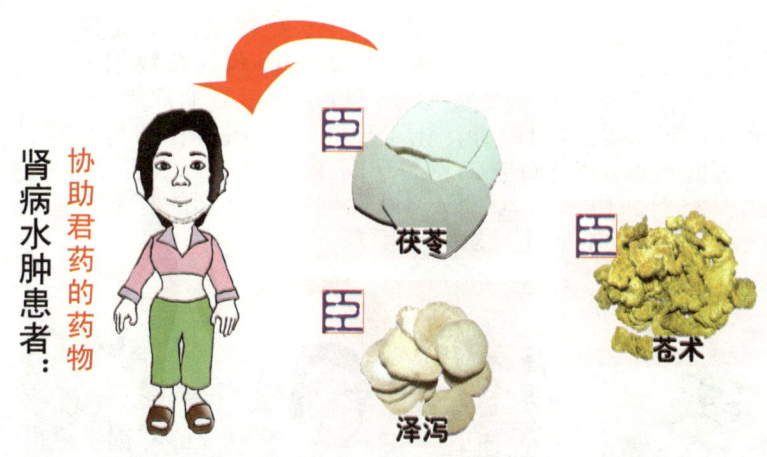

协助君药的药物

肾病水肿患者：

臣 茯苓

臣 泽泻

臣 苍术

　　所谓佐药，是指辅佐君药与臣药的药物，"辅佐"可以分为正、反两面的作用，正面的作用是指用来加强君、臣药的药效，反面的作用则是用来防制君、臣药的副作用。

　　比如，针对上述的患者，为了防止君药（杜仲、巴戟天、续断）太过于温热而化燥伤阴，可以加入知母（5克）、黄柏（5克）、生地（5克）以清热滋阴，故作为佐药的反面作用；或是加入熟地、何首乌、山萸肉直接滋阴润燥，以防止臣药（茯苓、苍术、泽泻）太过于利湿而耗损阴液。须注意的是，佐药的剂量不能超过君药或臣药。

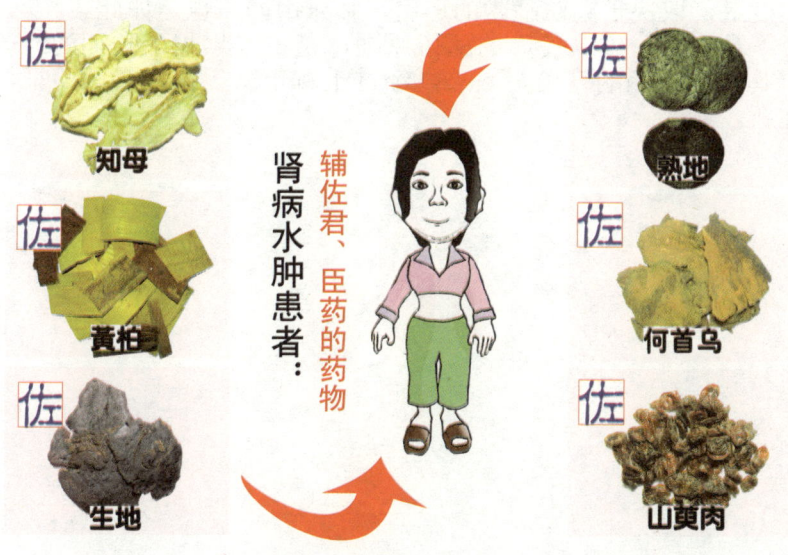

佐 知母

佐 黄柏

佐 生地

辅佐君、臣药的药物

肾病水肿患者：

佐 熟地

佐 何首乌

佐 山萸肉

所谓使药，是指药引，在古代，代表君王出使国外的官吏称"使臣"，因此，使药可以用来将君药与臣药的药物引入于病变的脏腑，使整体方剂的药效更为专一，以达到最高的疗效。

　　譬如，针对上述的患者，由于所患为肾病，君药与臣药又多入于肾，因此可以加入肉桂（3克）、附子（3克）、吴茱萸（3克）等引经药，将君、臣药引入于肾，以加强整体方剂的疗效。须注意的是，　使药的剂量不能超过君药或臣药。

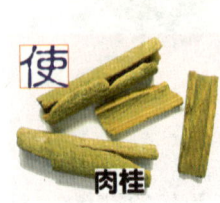
肉桂

肾病水肿患者：

君药与臣药的药物引入于病变的藏腑将

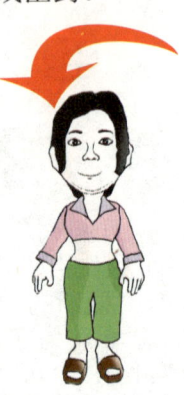

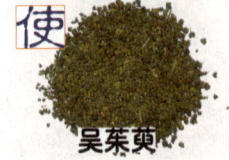
附子

吴茱萸

　　以上是"君、臣、佐、使"的配伍原则，古人制方用药，如同作战用兵，先锋、本部、后防、左翼、右翼，兵力的部署，指挥的调度，进攻的先后，无不井然有序，因此，两军的胜负与否，在很大程度上，取决于兵法战术的运用，临床用药，也是如此。

　　"君、臣、佐、使"的配伍原则，是古人累积了长期的经验所得，其中所蕴涵的理论与效果，经过千百年来无数患者的验证，历久弥新。

236